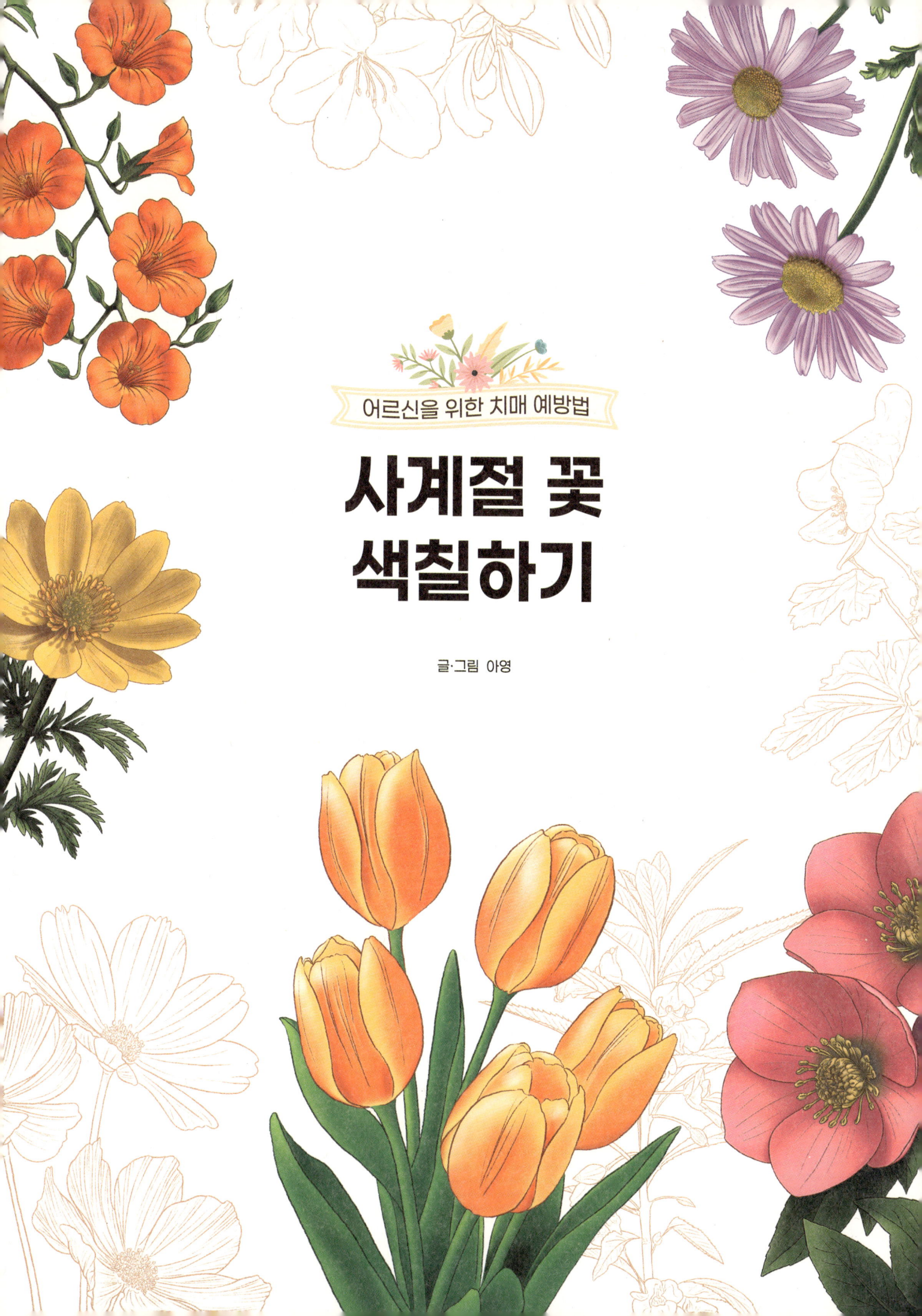

어르신을 위한 치매 예방법

사계절 꽃 색칠하기

글·그림 아영

◆ 이 책을 펴내며

치매는 기억력 저하뿐 아니라 언어, 판단력, 공간지각력 등 여러 인지 기능이 함께 떨어지며 일상생활에 어려움을 주는 질환입니다. 그러나 단순히 나이가 들어서 자연스럽게 오는 노화현상과는 다릅니다. 최근 연구에 따르면, 뇌 역시 끊임없이 변화하고 회복할 수 있는 능력인 '뇌 가소성'을 가지고 있어, 꾸준한 인지 자극과 생활습관 개선을 통해 치매의 발병을 늦추거나 증상을 완화할 수 있음이 밝혀졌습니다. 다시 말해, 뇌는 우리가 얼마나 잘 사용하느냐에 따라 젊음과 활력을 되찾을 수 있습니다.

이 책은 어르신들이 가장 사랑하는 '사계절의 꽃'을 소재로 하여 인지와 정서 치료의 영역을 확장하고, 아름다운 색칠 활동을 통해 치매를 예방하는 데 활용합니다. 매 페이지마다 꽃 그림을 섬세하게 색칠하며 손의 소근육을 활용해 감각 기능 향상을 돕고, 계절별로 피는 꽃의 의미와 아름다움을 살피며 정서적 안정과 활력을 되찾을 수 있도록 구성하였습니다. 봄의 새싹처럼 희망을, 여름의 꽃처럼 생기를, 가을의 단풍처럼 깊이를, 겨울의 설화처럼 평온함을 담아낸 이 책의 모든 페이지는 어르신 한 분 한 분의 삶을 응원하는 마음으로 만들어졌습니다. 색연필을 쥐는 손끝의 온기와 함께 기억 속 아름다웠던 계절의 향기가 되살아나길 바랍니다.

이 책이 단순한 색칠놀이를 넘어, 어르신들의 마음을 위로하고 뇌를 건강하게 단련시키는 따뜻한 시간이 되기를 바랍니다. 꽃 한 송이를 색칠하는 그 순간이 지나온 세월 속 빛나는 추억처럼 다시 피어나기를 소망하며, 이 책이 건강한 노년의 삶을 위한 즐거운 동반자가 되기를 기원합니다.

◆ 이 책에 관하여

1. 사계절 꽃의 구분
사계절 꽃이 봄, 여름, 가을, 겨울에 따라 서로 다른 테두리 색깔로 구분되어 있습니다.

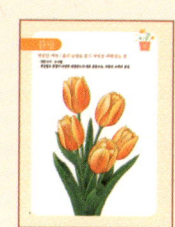 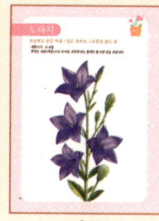 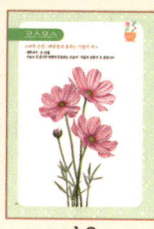 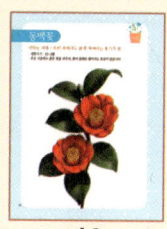

봄 　 여름 　 가을 　 겨울

2. 나만의 사계절 꽃 색칠하기
색칠 견본 꽃과 똑같이 혹은 창의적인 상상으로 나만의 꽃을 예쁘게 완성해봅니다.

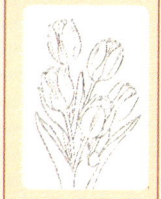 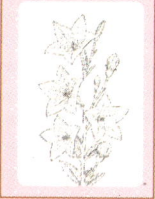 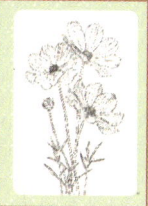 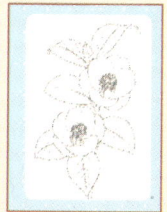

3. 인지학습과 정서돌봄
사계절 꽃에 담긴 꽃말과 상징, 개화시기, 꽃에 대한 간단한 정보를 알아보며 기억 속 아름다운 계절의 향기를 추억해봅니다.

튤립
영원한 애정 / 봄의 숨결을 품고 사랑을 피워내는 꽃
· 개화시기 : 3~5월
· 색상별로 꽃말이 다양한 네덜란드의 대표 봄꽃으로, 사랑과 고백의 상징.

◆ 노인 우울 척도 검사(KGDS)

<부록> 노인 우울 척도 검사지(사전용)를 활용하여 자신의 우울 정도를 알아봅니다.
노인 우울 척도 검사(KGDS)는 정서적 불편감, 비판적 사고 및 불행감, 신체적 약화 및 기억쇠퇴, 사회적 관심과 활동저하를 살피는 30개의 질문으로 구성되어 있습니다. 사계절 꽃 색칠하기 작업을 모두 마친 후 <부록> 노인 우울 척도 검사지 (사후용)을 활용해 이전과 비교하여 나의 성장을 확인합니다.

* 점수 환산 방법
부정적 문항(회색) – 1~5, 14, 17~19, 23~29 : 예 1점, 아니오 0점
긍정적 문항(노랑색) – 6~13, 15~16, 20~22, 30 : 예 0점, 아니오 1점

* 점수와 범위
14~18점 : 가벼운 우울증 / 19~21점 : 중간 정도의 우울증 / 22점 이상 : 심한 우울증

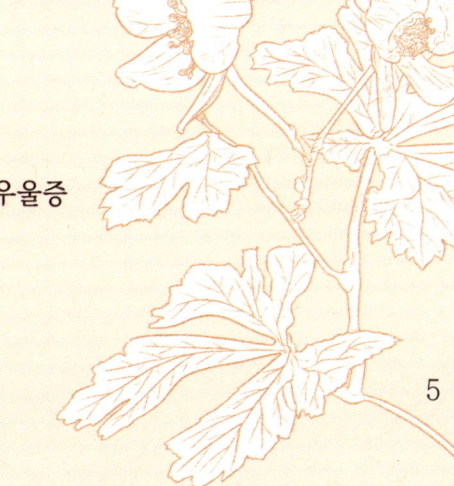

목차

◆ 봄

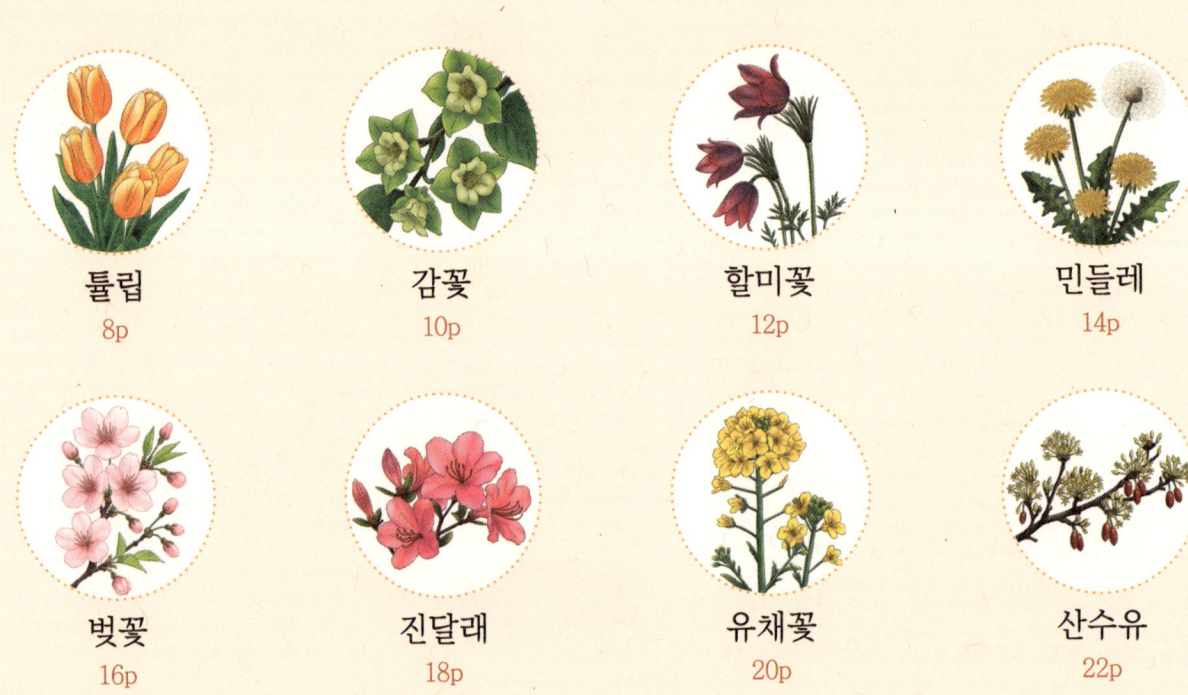

튤립 8p   감꽃 10p   할미꽃 12p   민들레 14p

벚꽃 16p   진달래 18p   유채꽃 20p   산수유 22p

◆ 여름

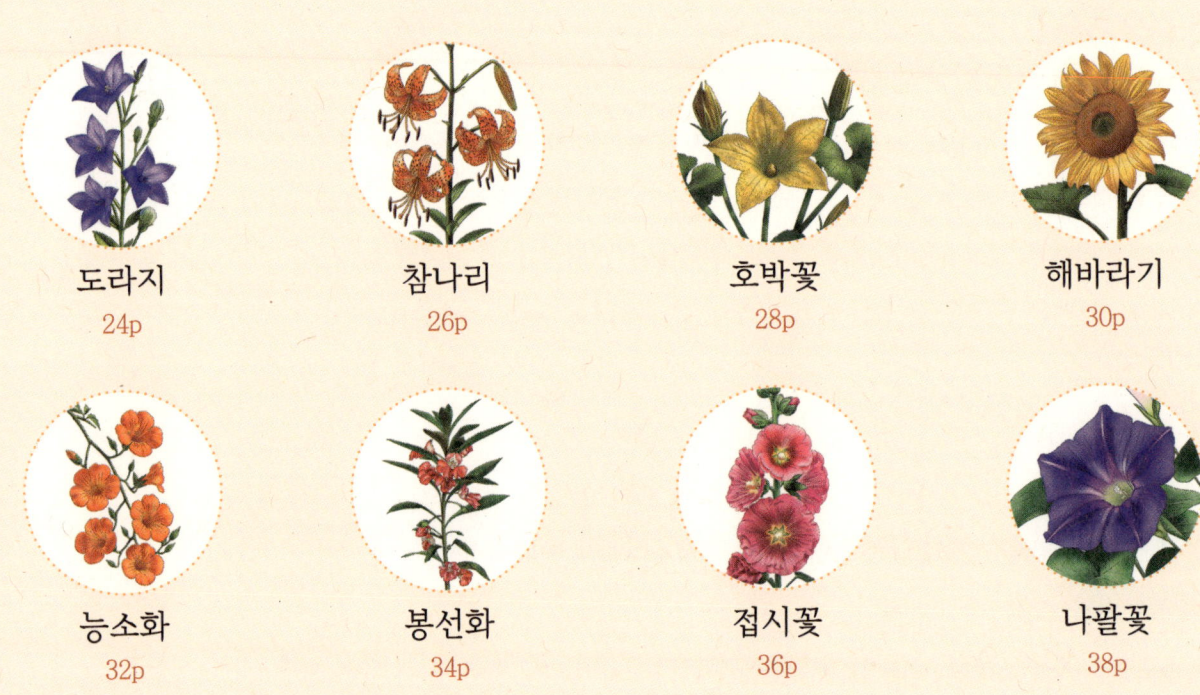

도라지 24p   참나리 26p   호박꽃 28p   해바라기 30p

능소화 32p   봉선화 34p   접시꽃 36p   나팔꽃 38p

◆ 가을

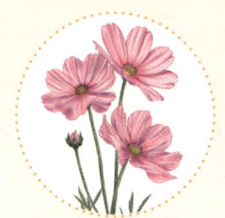
코스모스
40p

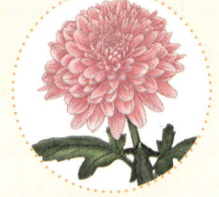
국화
42p

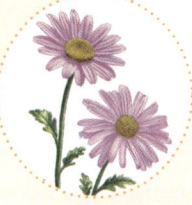
구절초
44p

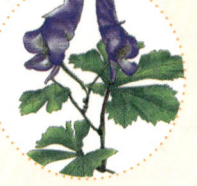
투구꽃
46p

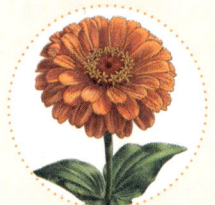
백일홍
48p

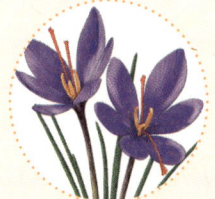
샤프란
50p

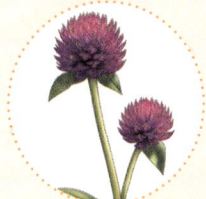
천일홍
52p

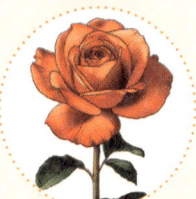
가을장미
54p

◆ 겨울

동백꽃
56p

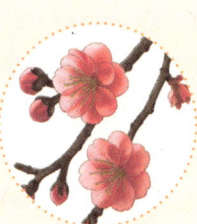
홍매화
58p

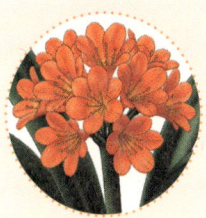
군자란
60p

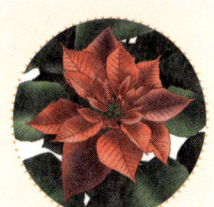
포인세티아
62p

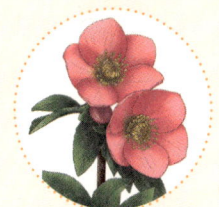
크리스마스 로즈
64p

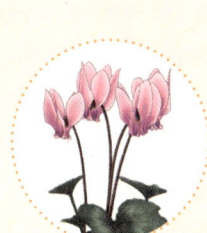
시클라멘
66p

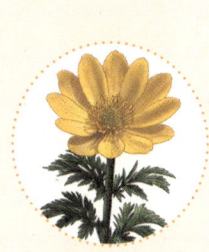
복수초
68p

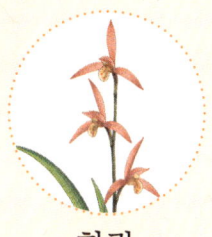
한란
70p

◆ 부록   노인 우울 척도 검사 ……………………………………… 72p

튤립

영원한 애정 / 봄의 숨결을 품고 사랑을 피워내는 꽃

- 개화시기 : 3~5월
- 색상별로 꽃말이 다양한 네덜란드의 대표 봄꽃으로, 사랑과 고백의 상징.

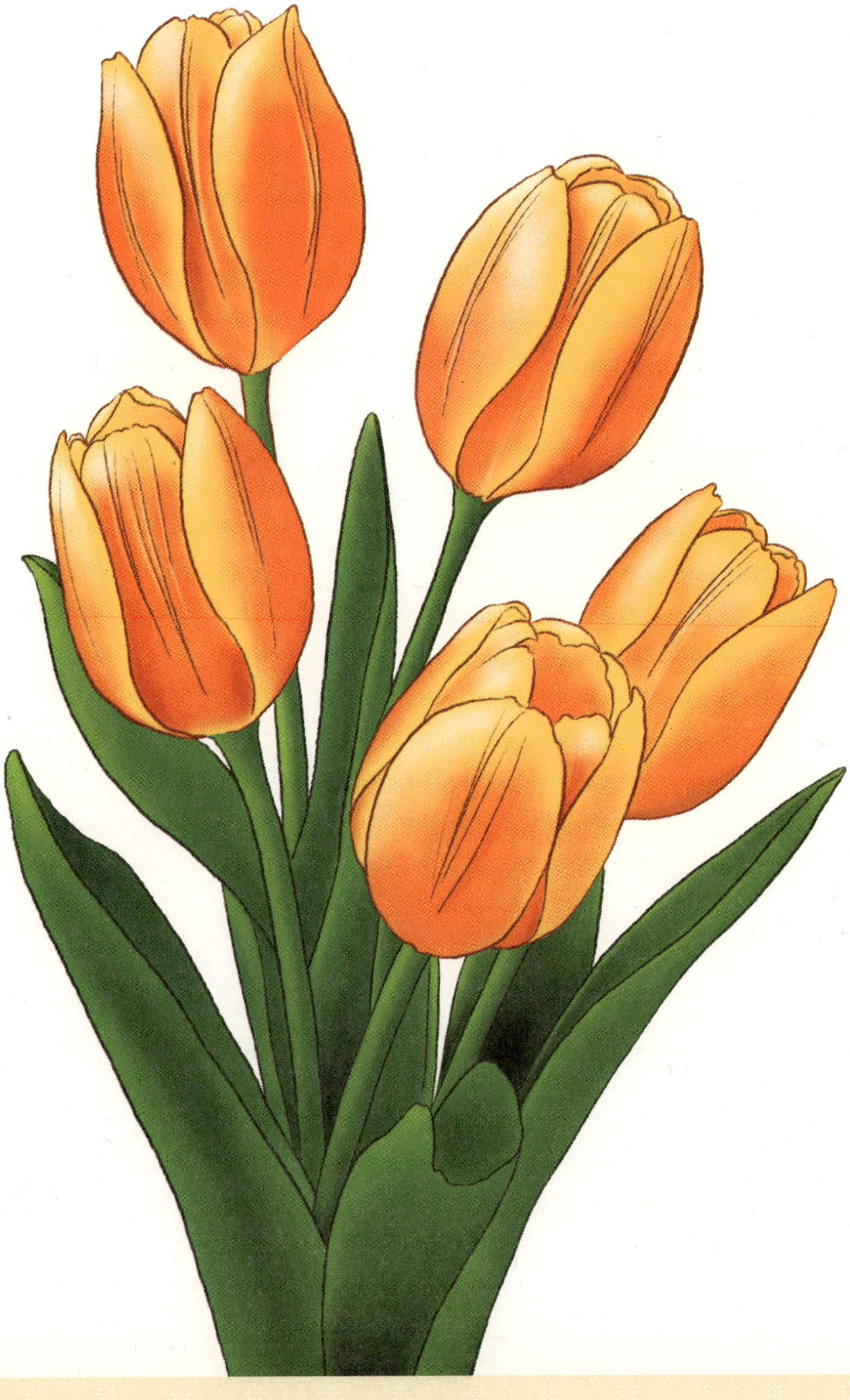

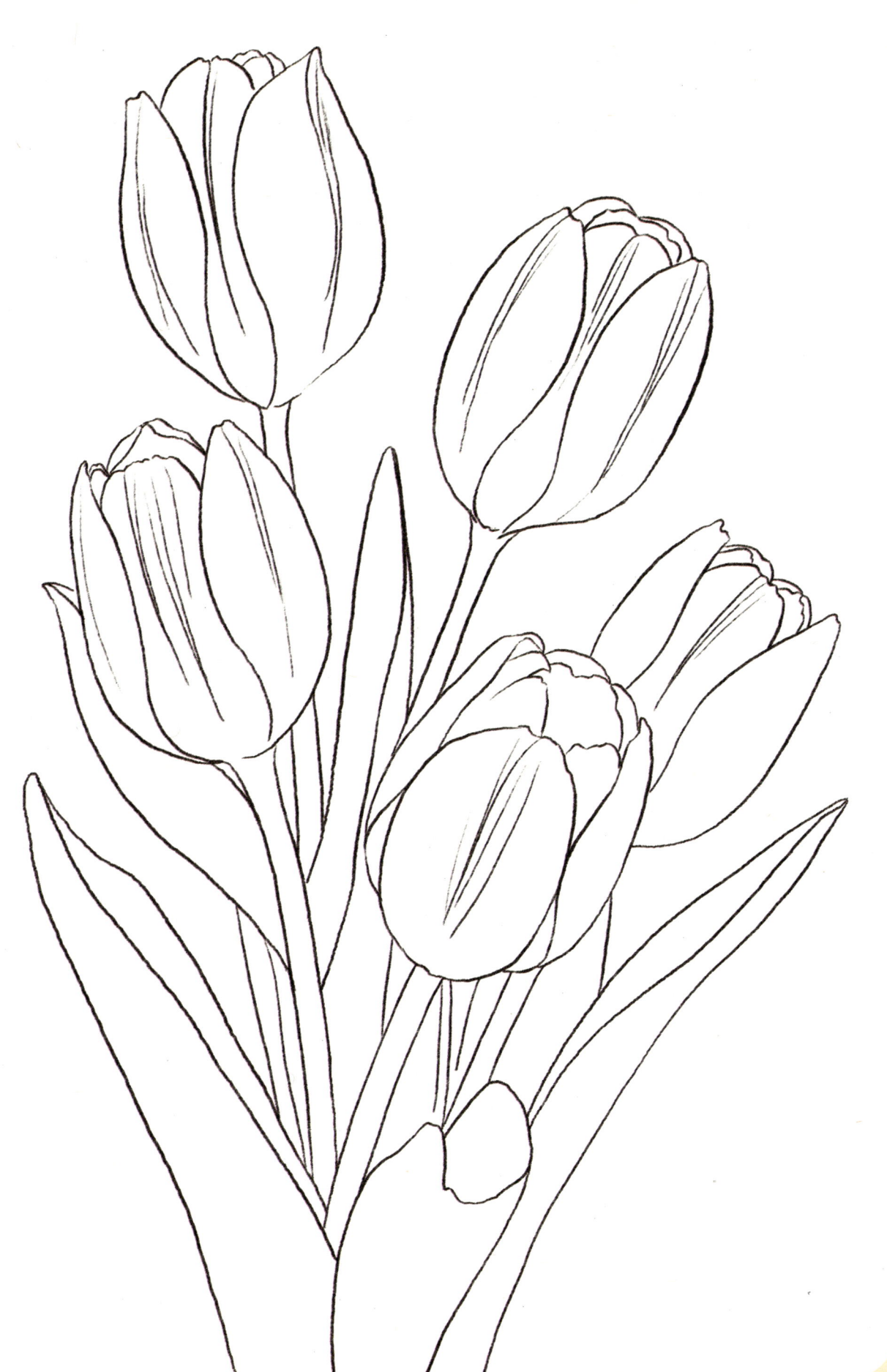

감꽃

경의로운 지혜 / 기다림 속에서 단맛을 품어내는 꽃

· 개화시기 : 5월
· 연노란색의 종 모양 꽃. 꽃이 진 자리에 맺히는 감 열매는 달콤쌉싸름한 맛으로 추억을 불러일으킵니다.

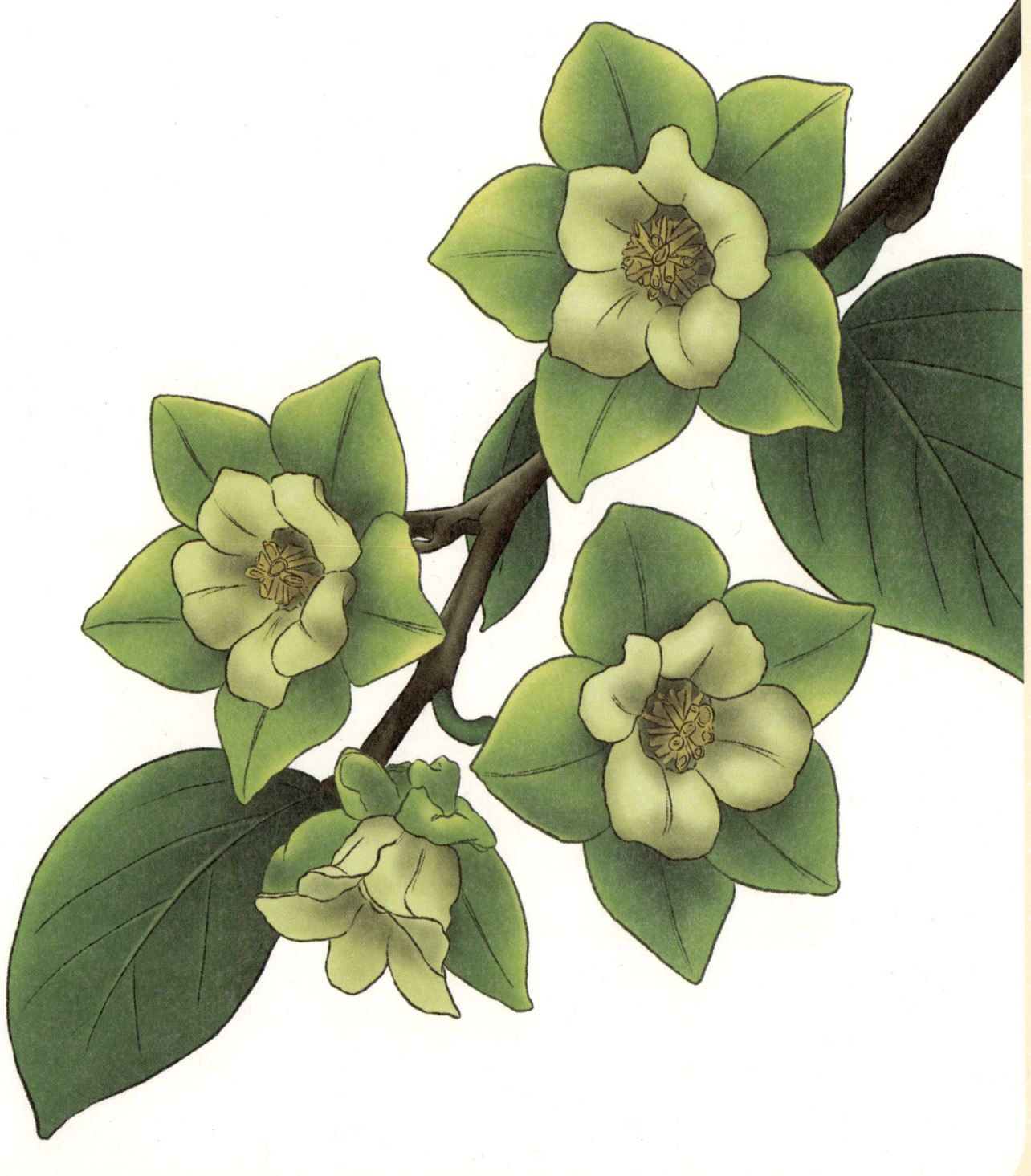

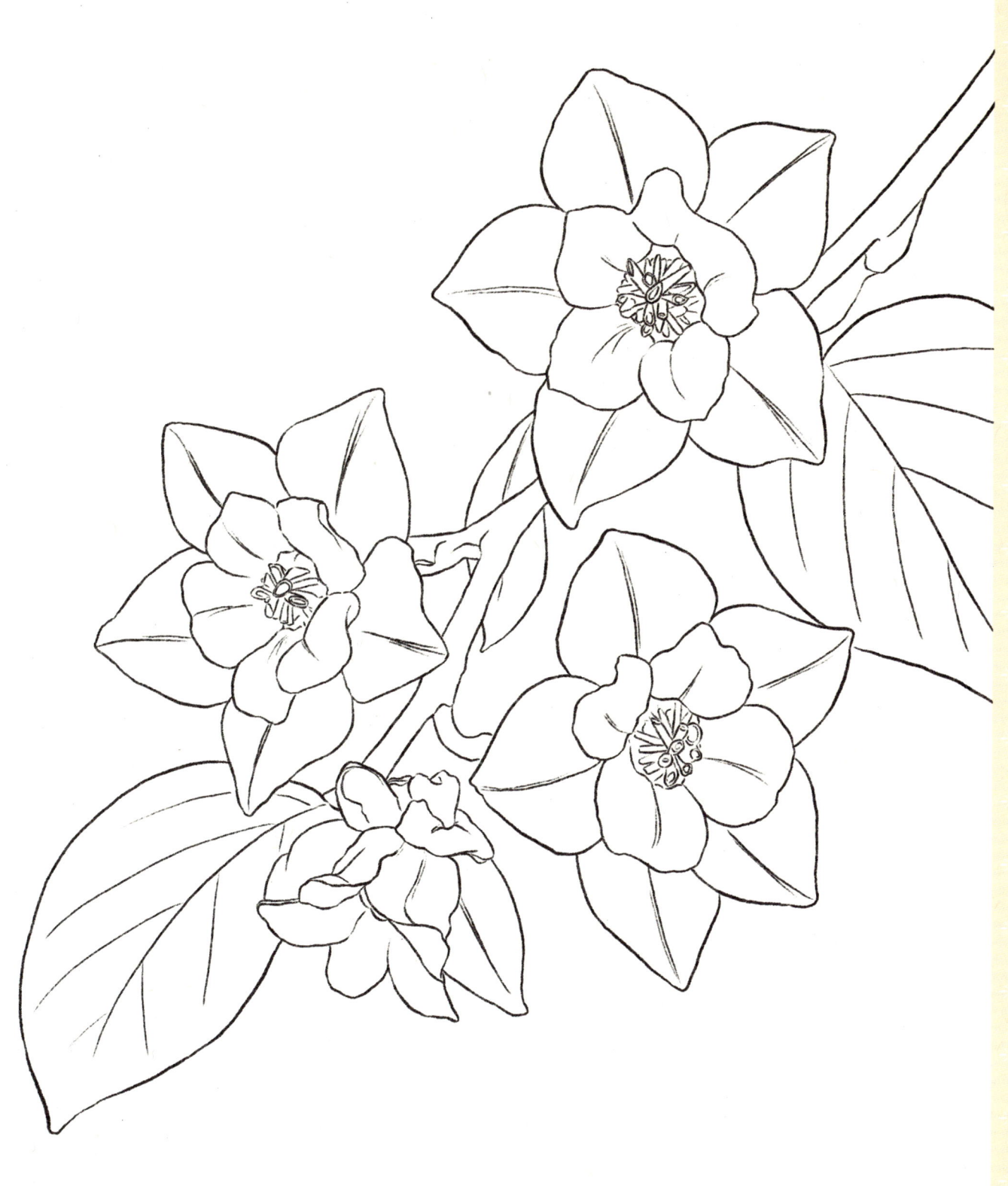

할미꽃

슬픈 추억 / 바람결에 추억을 안고 피어나는 꽃

- 개화시기 : 3~4월
- 노년의 지혜와 인내를 상징하며, 땅을 보고 웅크린 듯 피는 모습이 허리가 굽은 할머니를 닮은 꽃입니다.

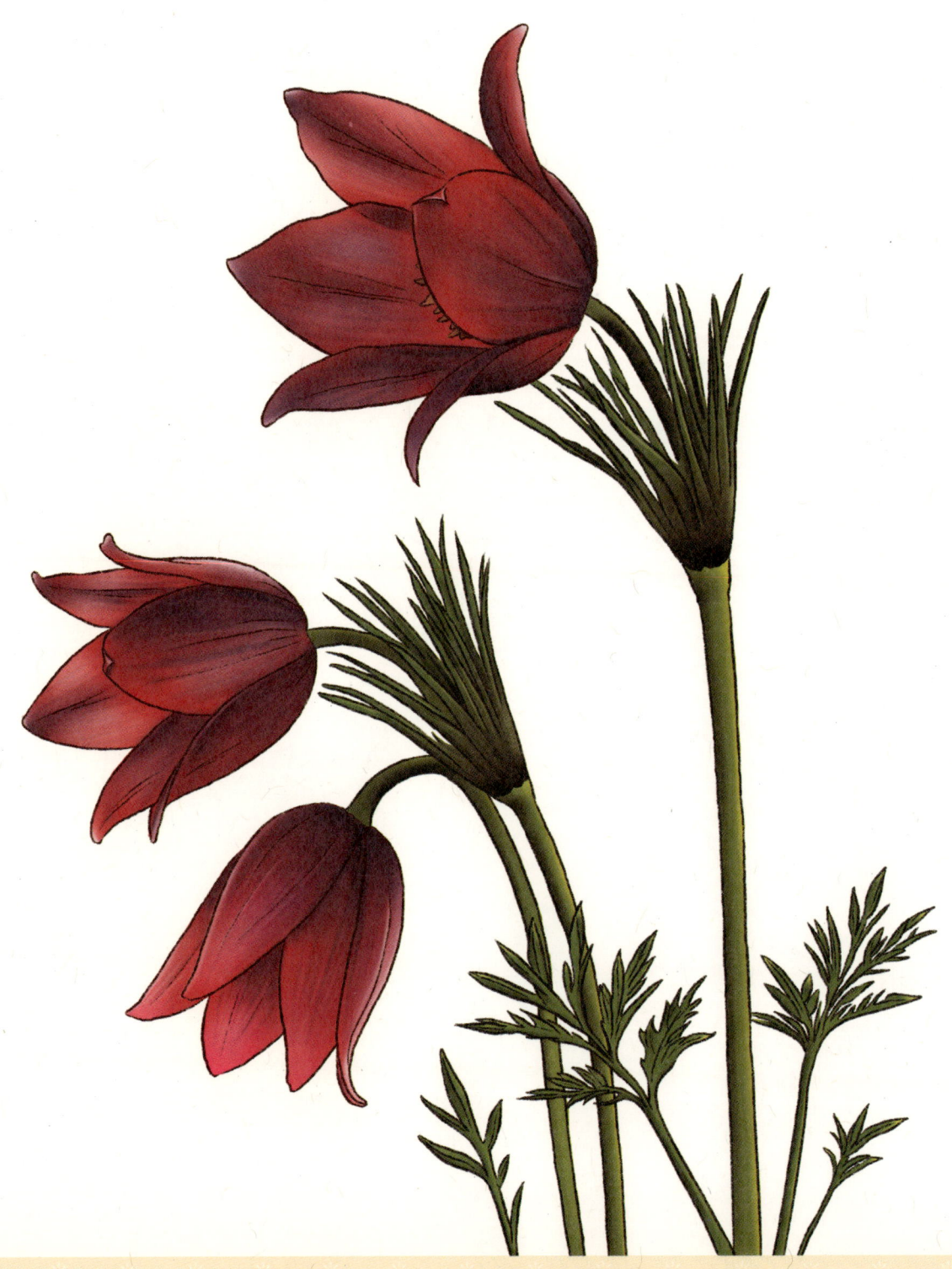

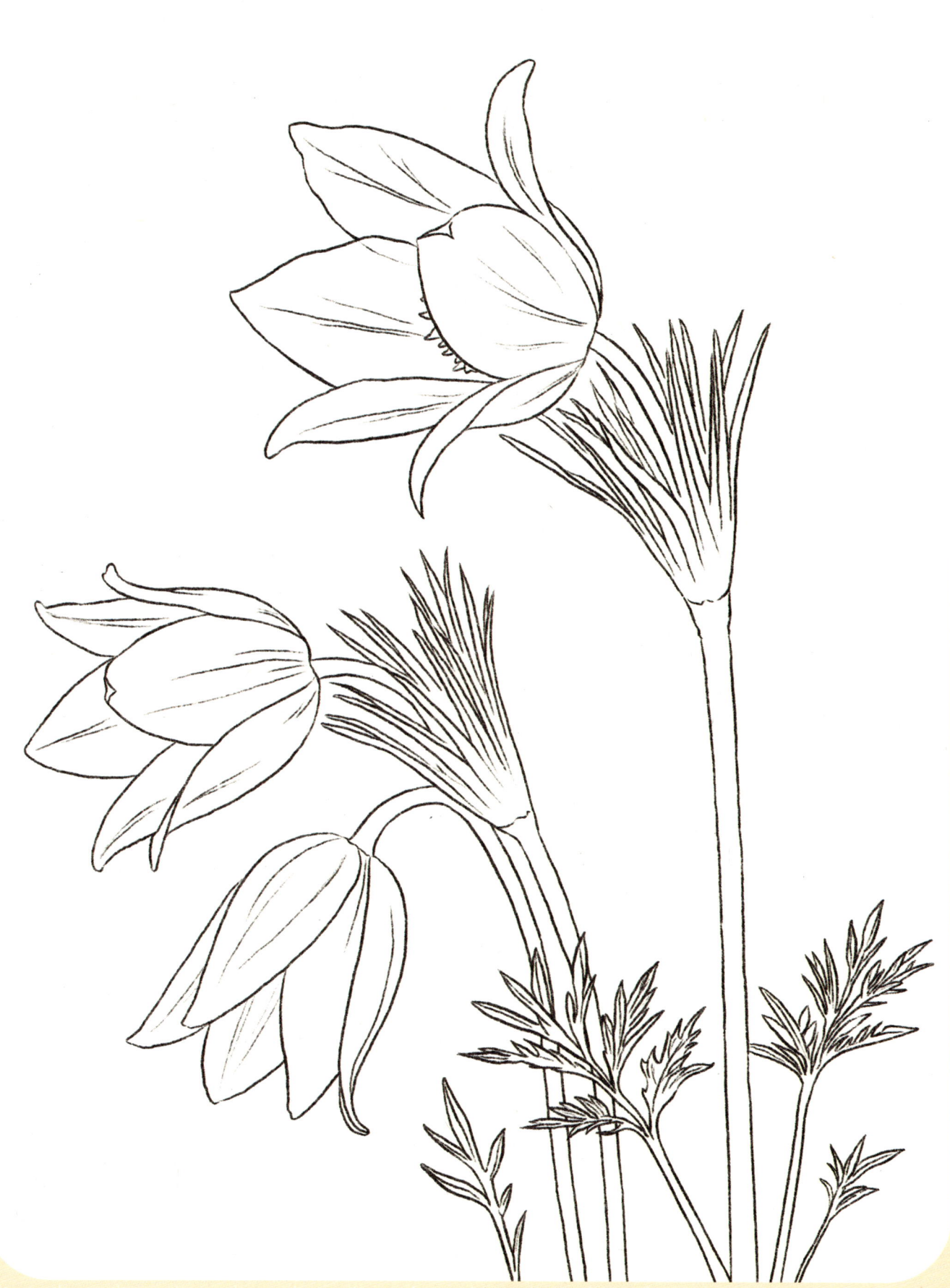

민들레

감사의 마음 / 강인한 생명력으로 희망을 밝히는 꽃

· 개화시기 : 3~5월
· 노란색 꽃이 지면 씨앗이 되어 여행을 떠나는 모습이 희망을 상징합니다.

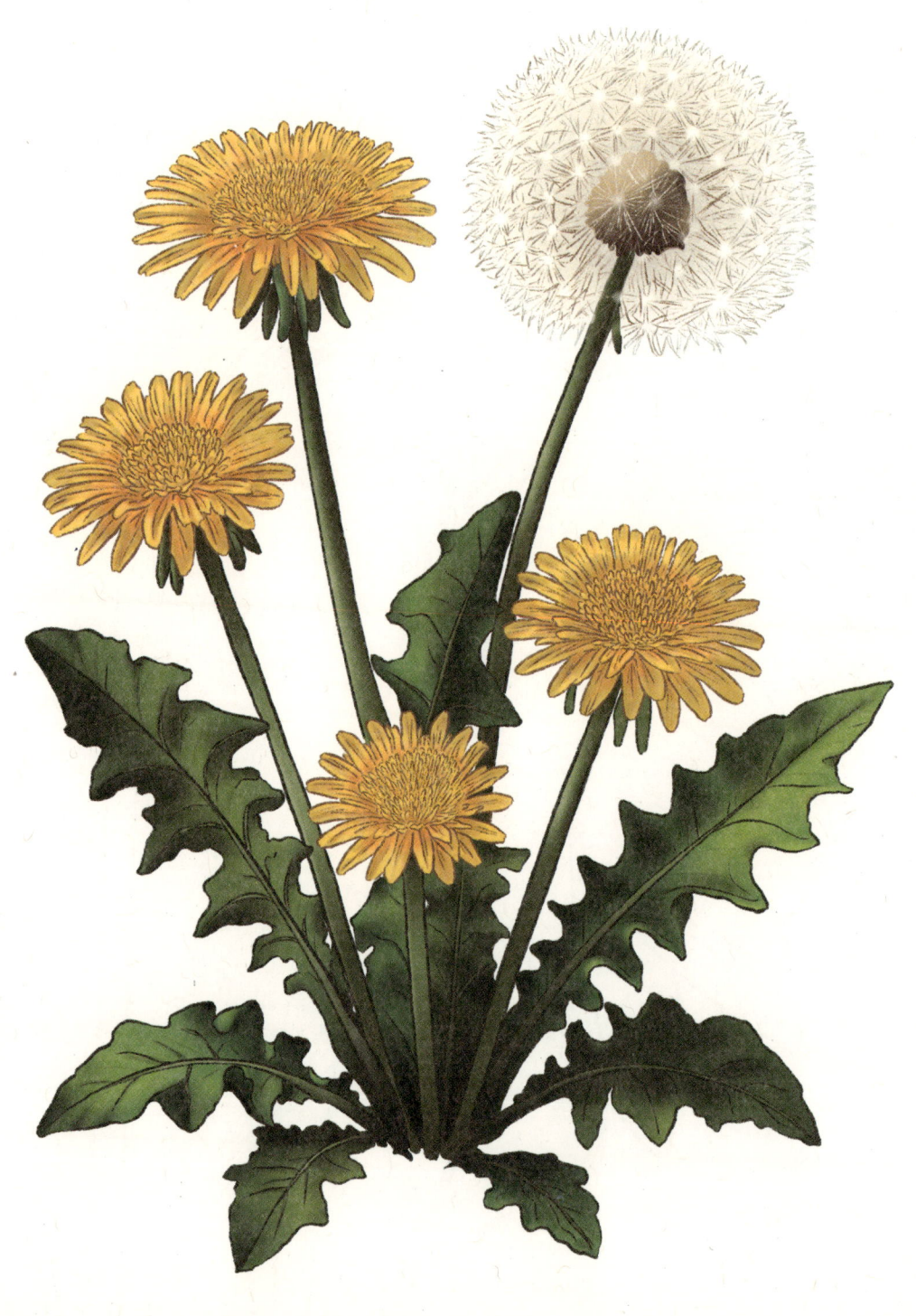

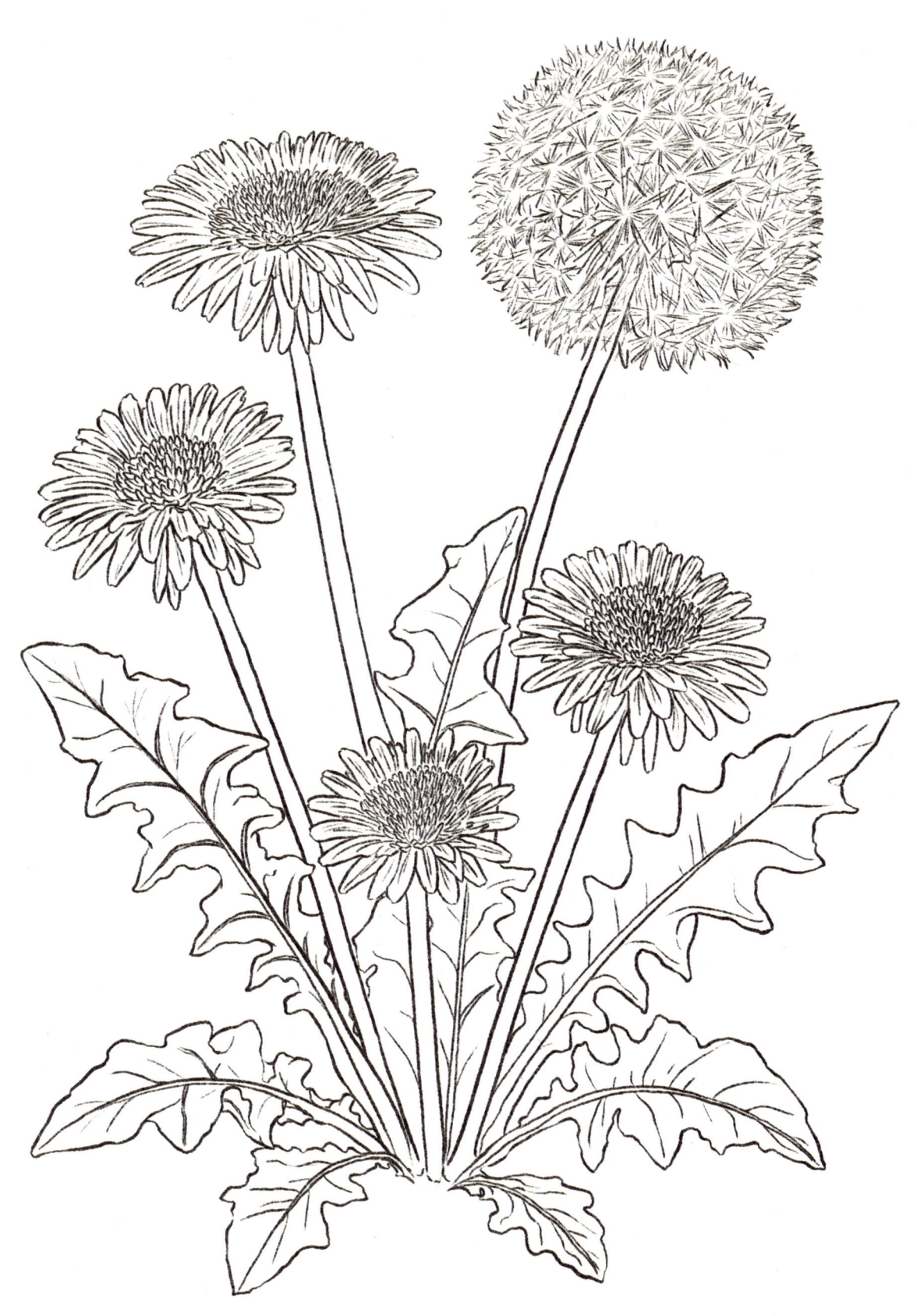

벚꽃

아름다운 정신 / 봄의 하늘 아래 흩날리는 사랑의 조각

· 개화시기 : 3~4월
· 짧은 기간 동안 만개하며 화려한 아름다움으로 봄을 대표하는 꽃입니다.

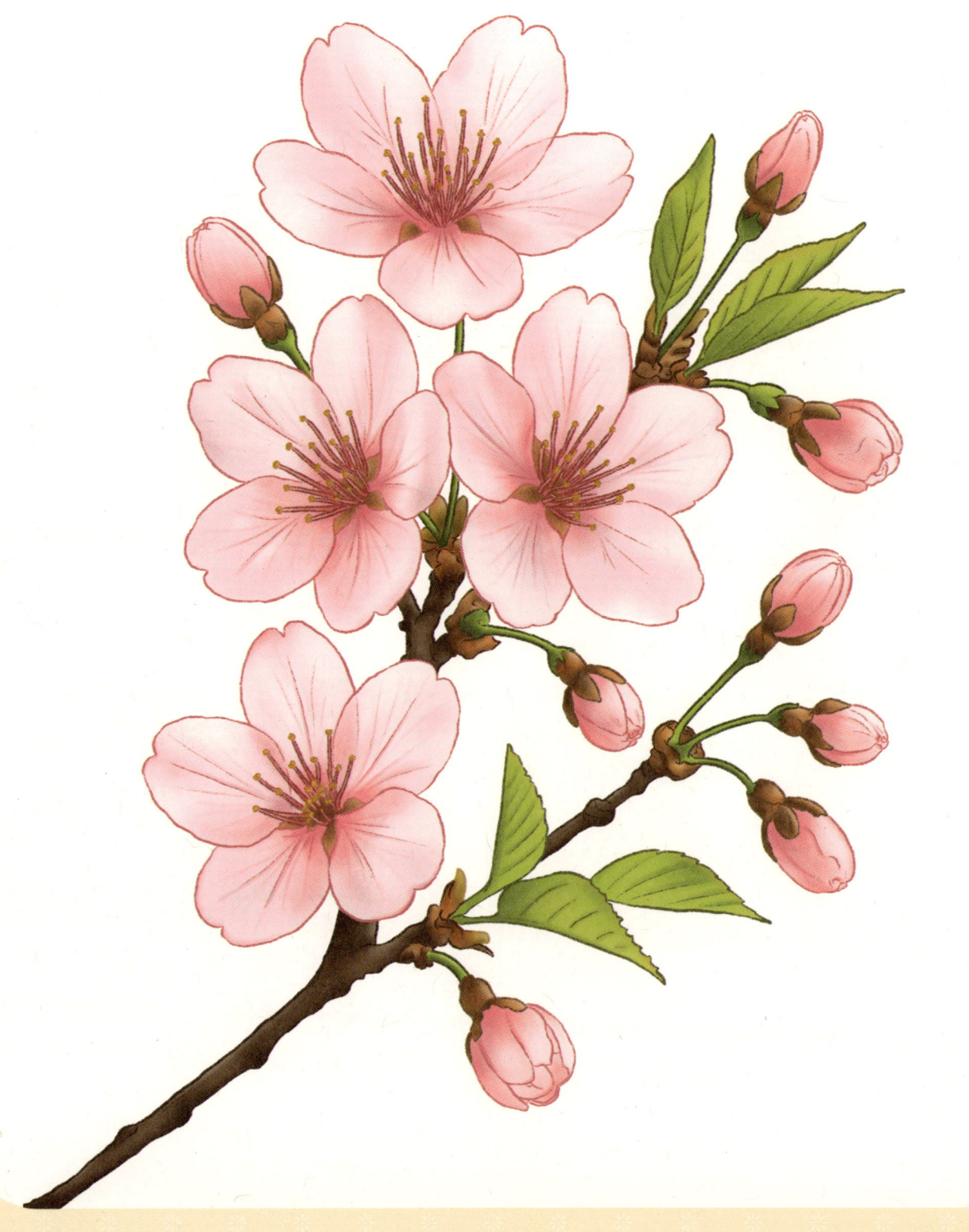

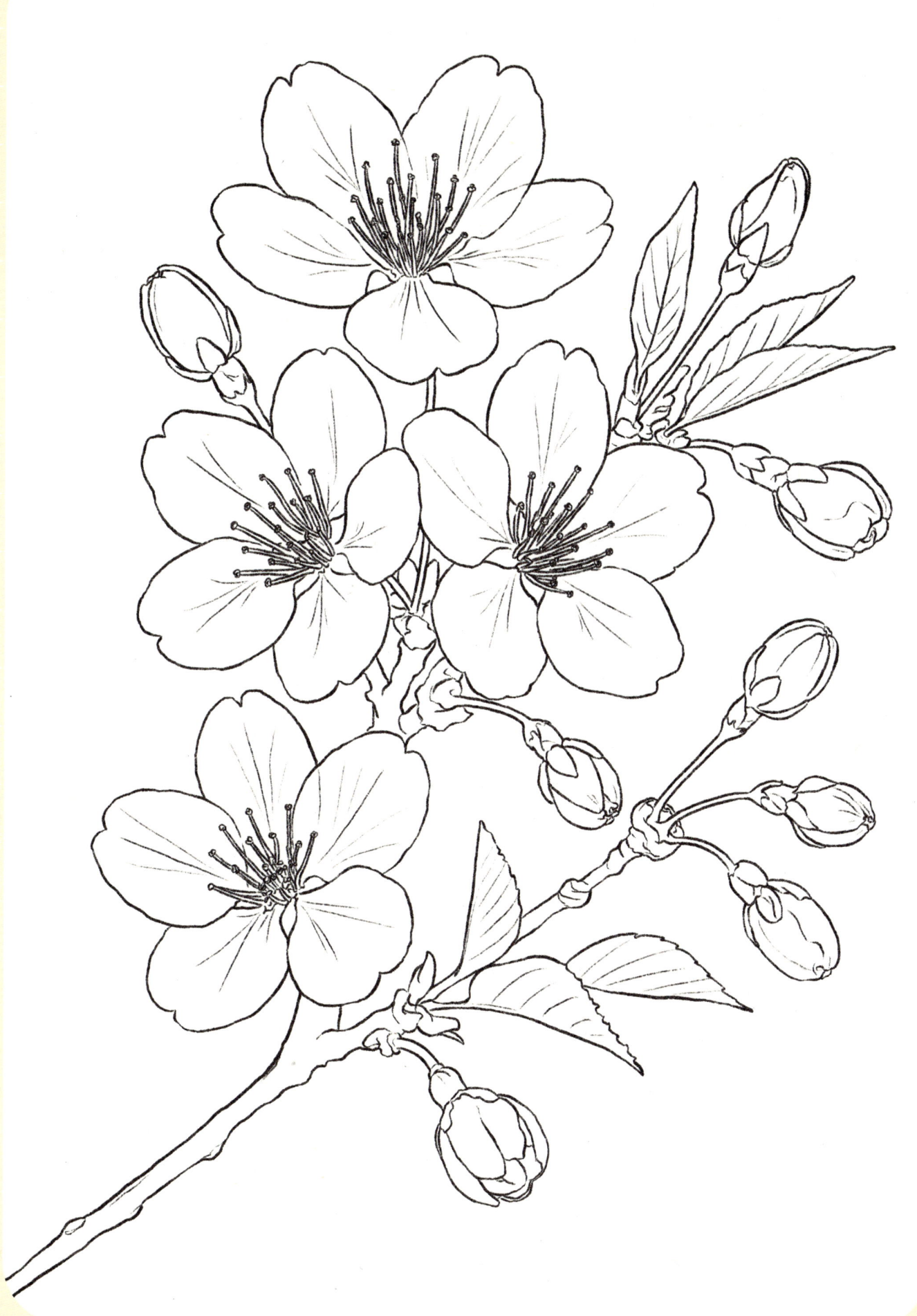

진달래

사랑의 기쁨 / 산등성이에 봄의 미소를 전하는 꽃

- 개화시기 : 3~4월
- 잎보다 꽃이 먼저 피며, 꽃을 먹을 수 있어 '참꽃'이라고도 불립니다.

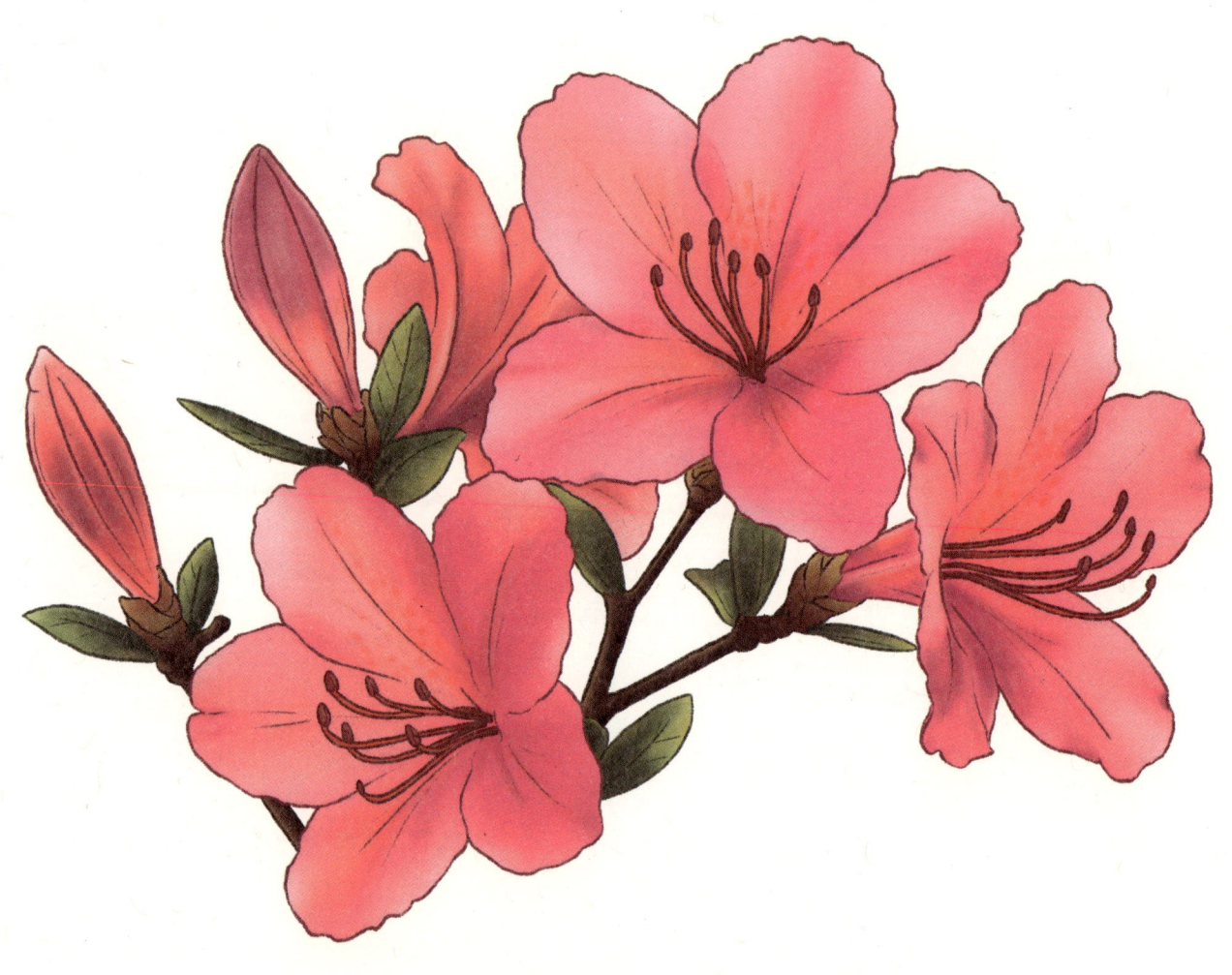

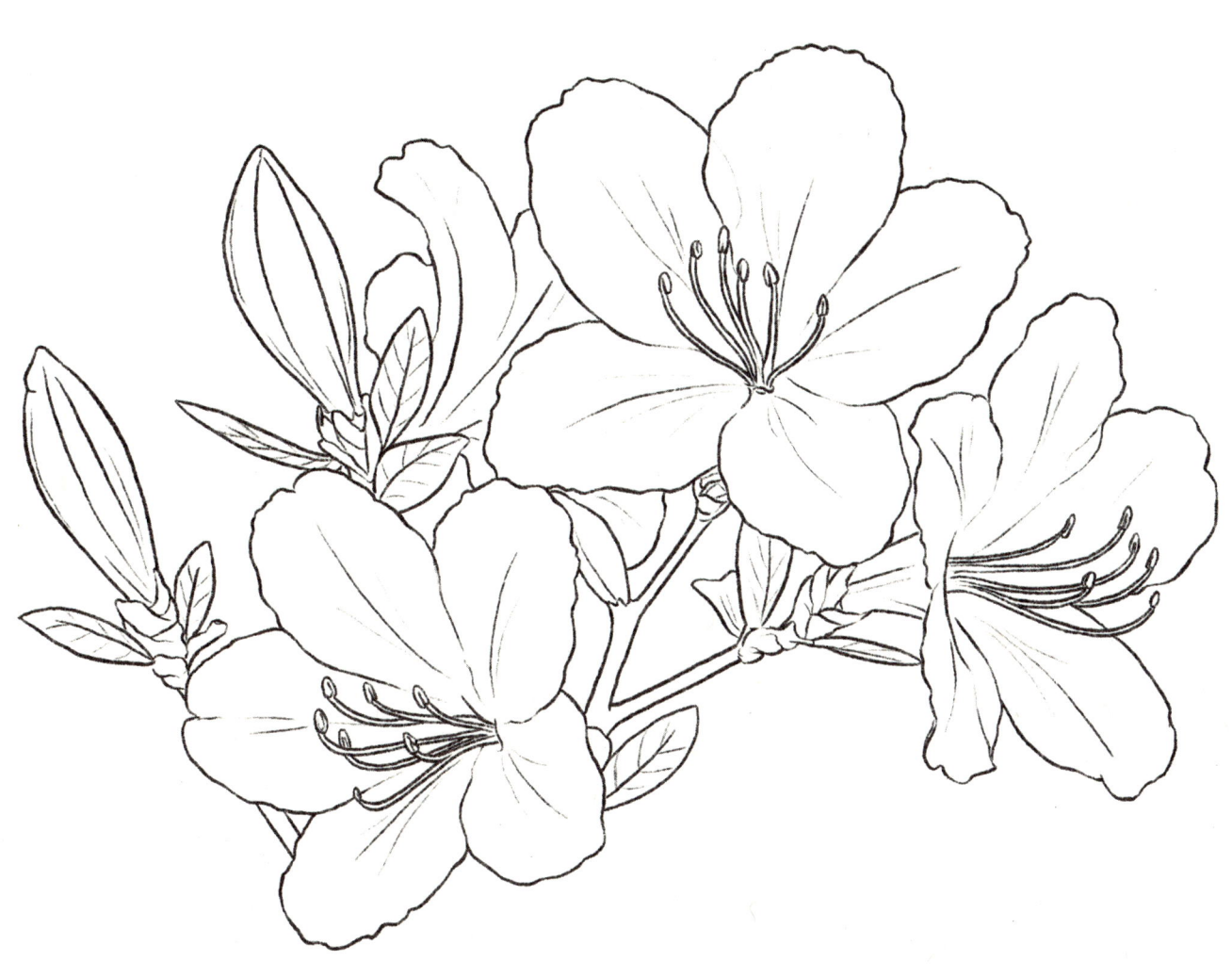

유채꽃

쾌활하고 명랑한 마음 / 햇살을 닮은 노란 물결의 꽃

· 개화시기 : 4~5월
· 제주도의 봄을 대표하는 꽃으로, 풍요와 희망을 상징합니다.

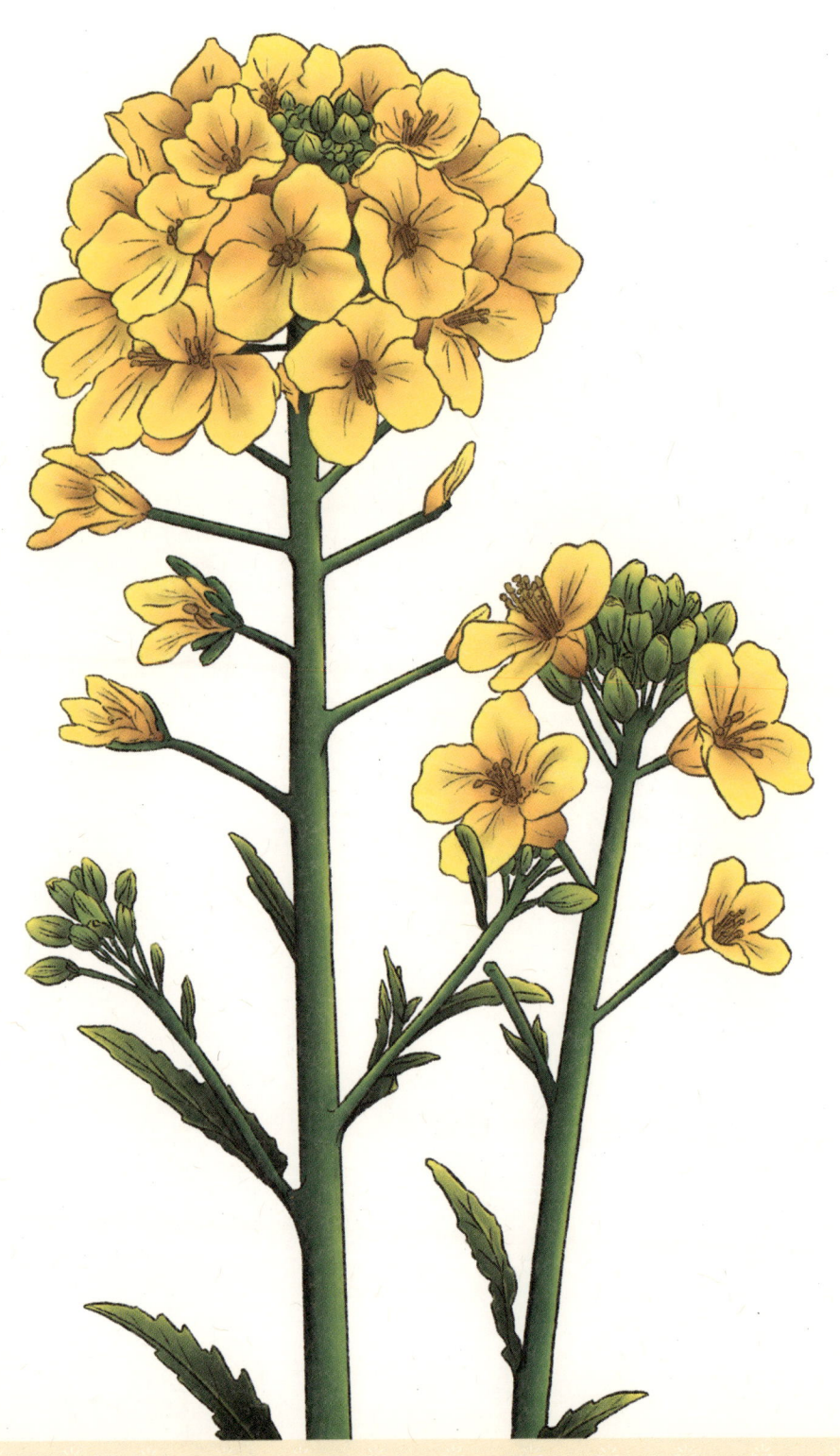

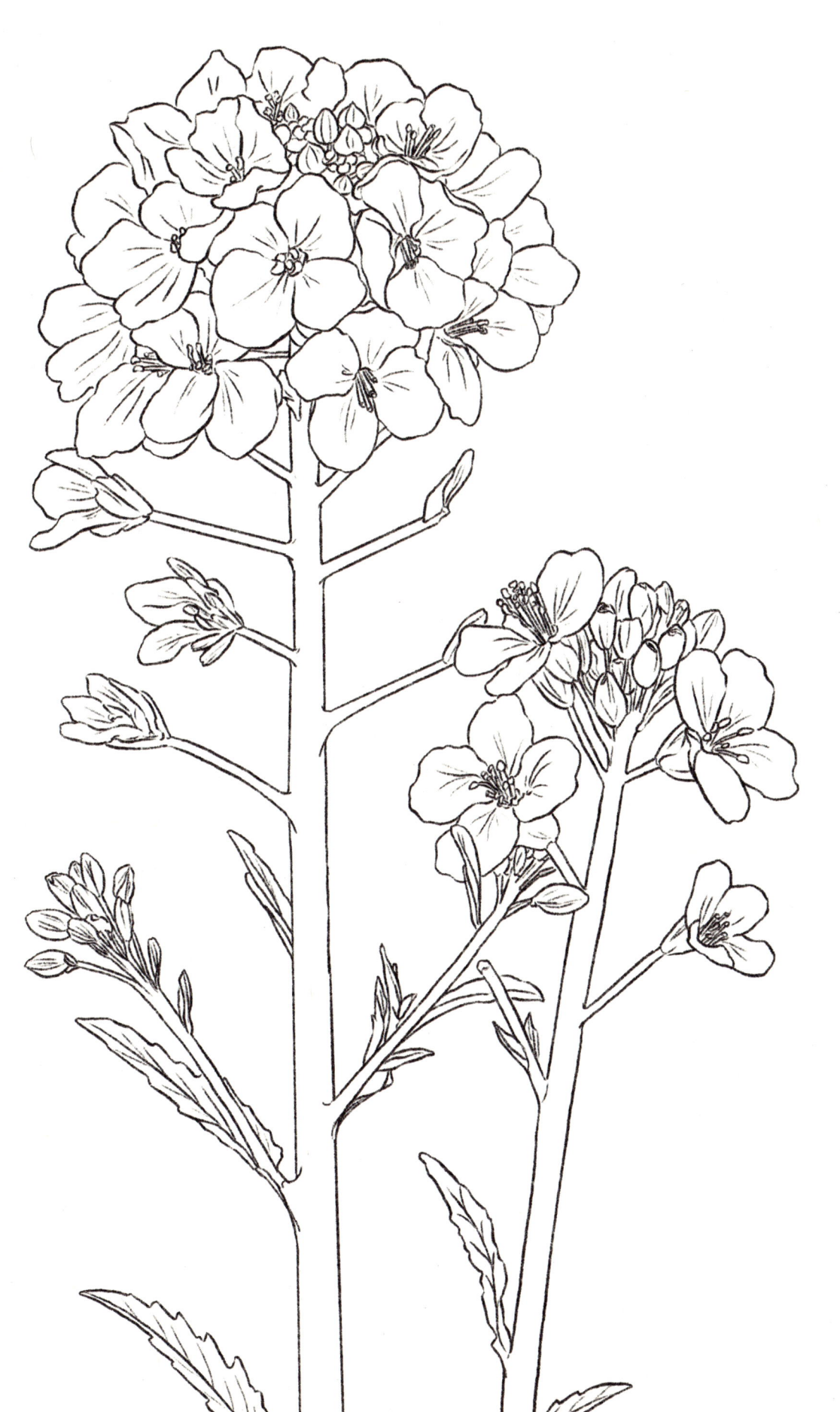

산수유

영원불변한 사랑 / 기다림 끝에 찾아오는 따뜻한 인내의 꽃

· 개화시기 : 3~4월
· 잎보다 먼저 노란 꽃망울을 터뜨려 봄이 왔음을 가장 먼저 알리는 나무꽃입니다.

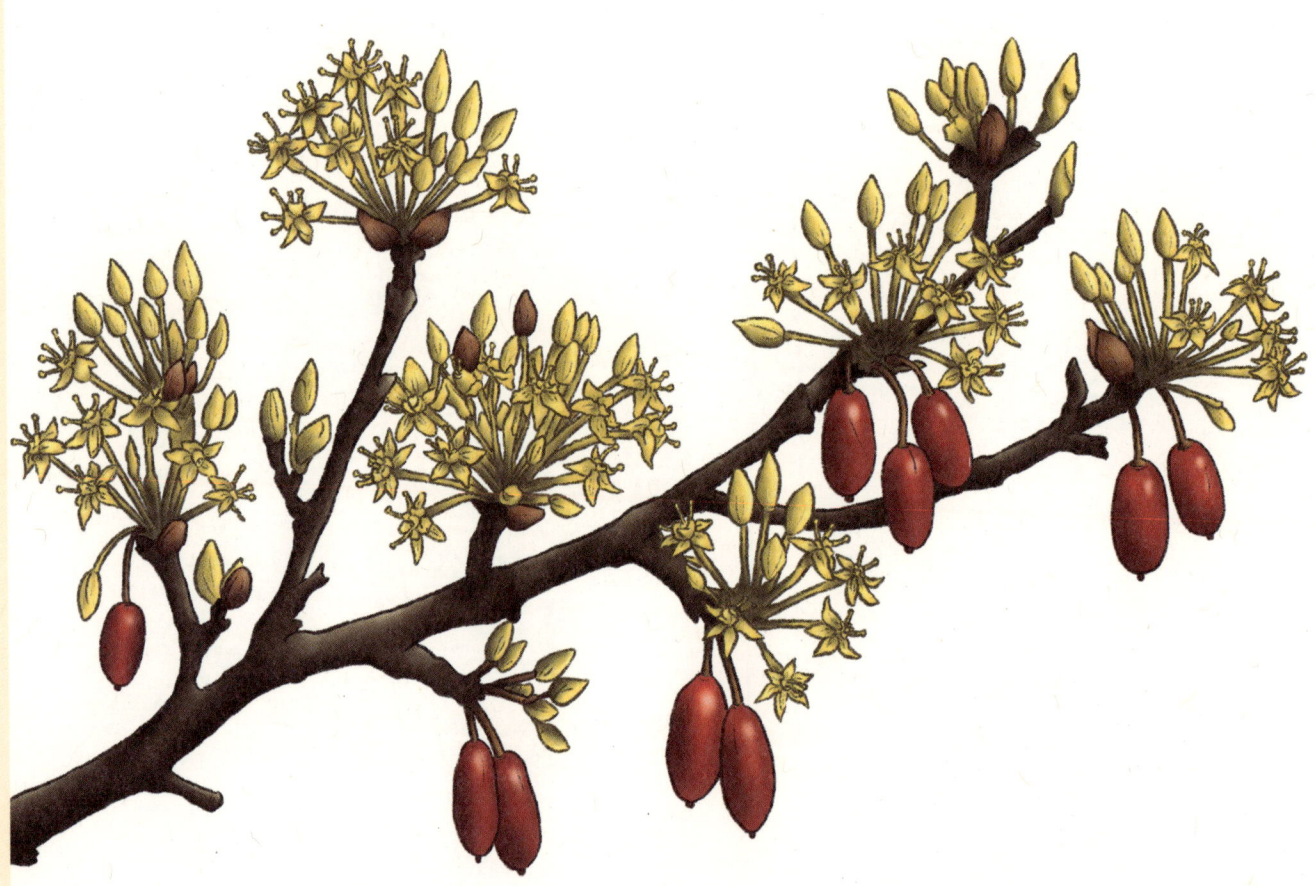

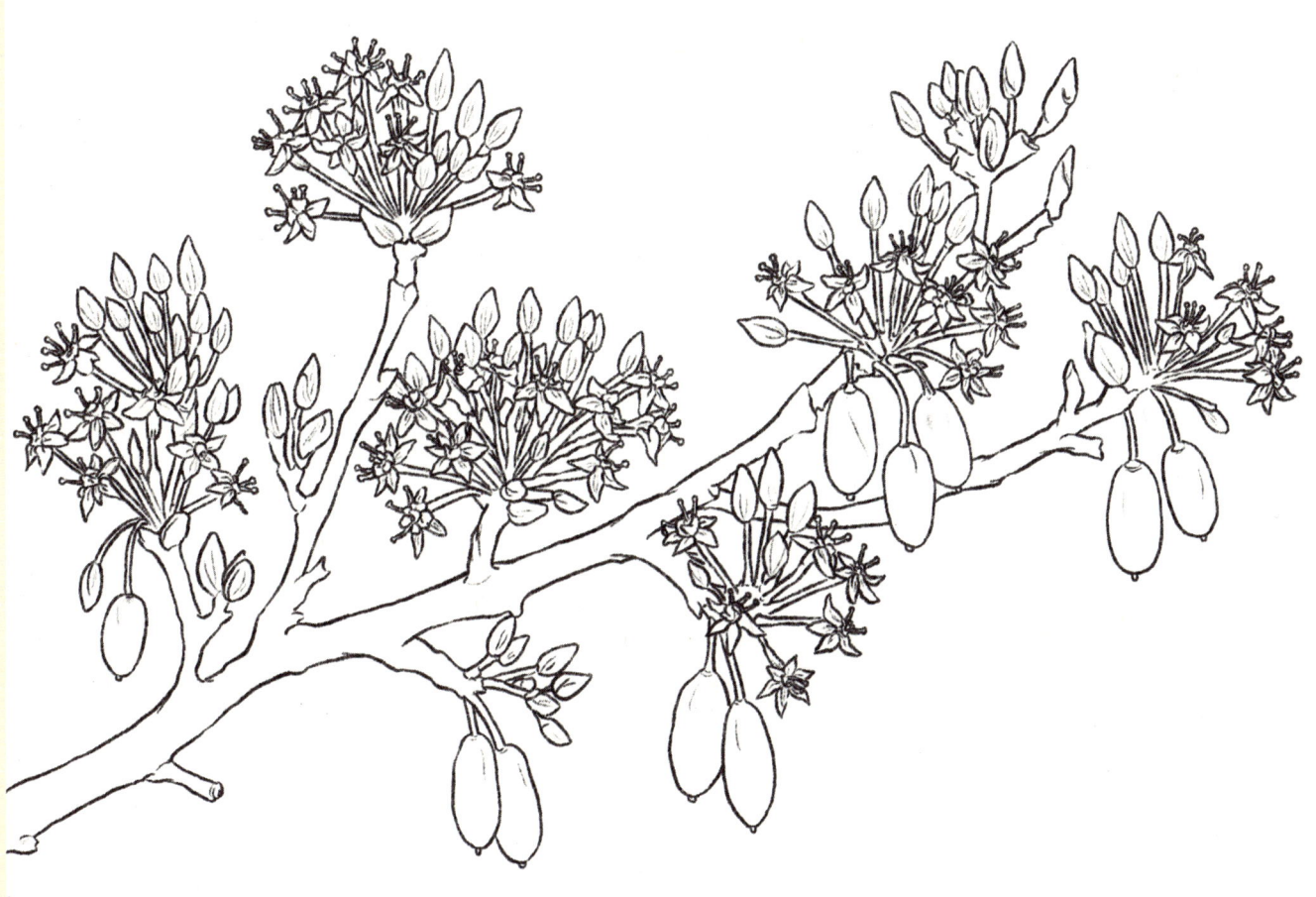

도라지

여름

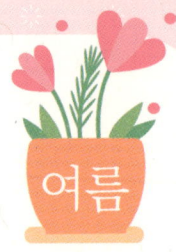

성실하고 곧은 마음 / 깊은 산속의 고요함을 닮은 꽃

· 개화시기 : 6~8월
· 뿌리는 식용(약용)으로 쓰이며, 보라색 또는 흰색의 별 모양 꽃을 피웁니다.

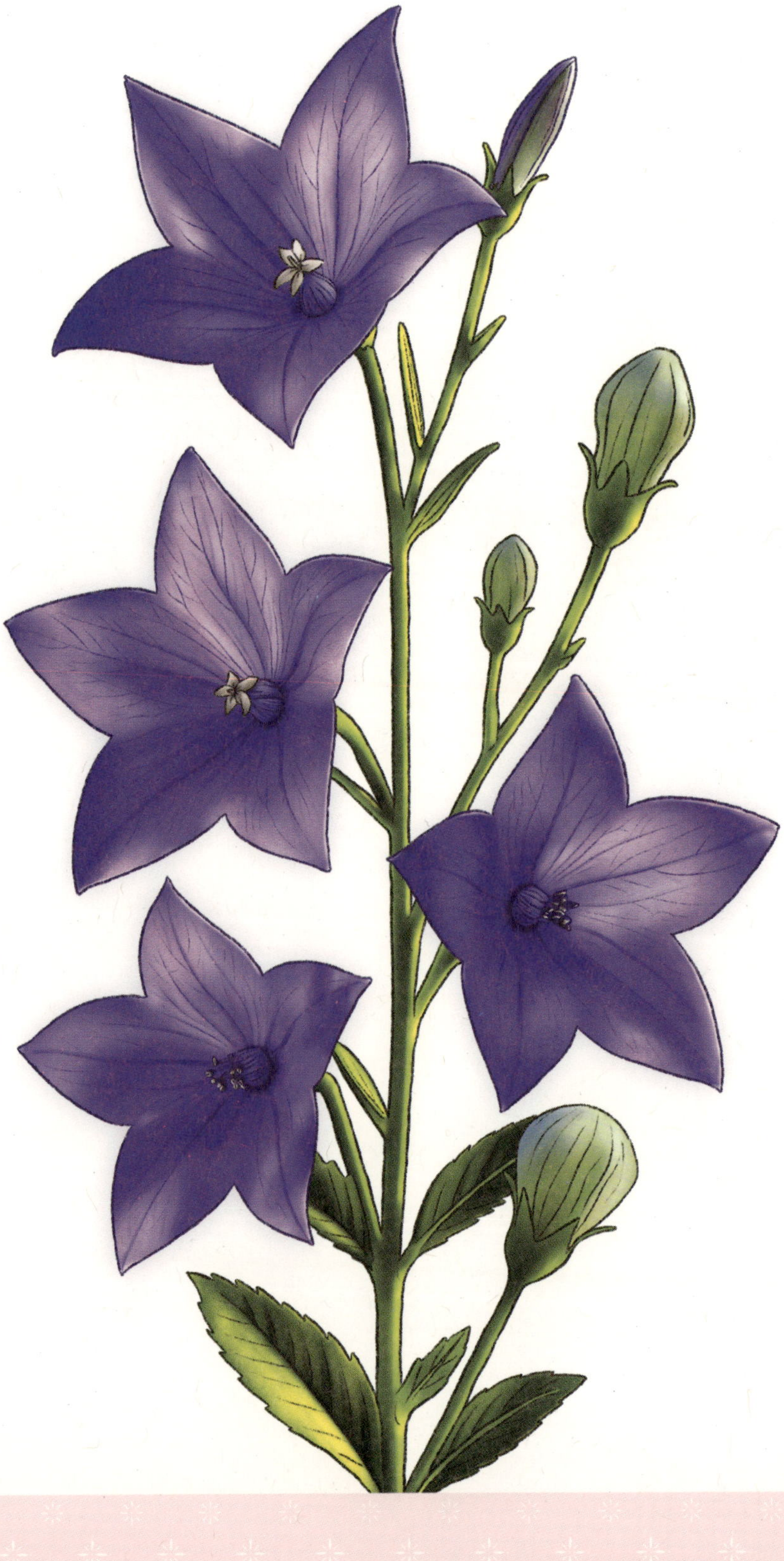

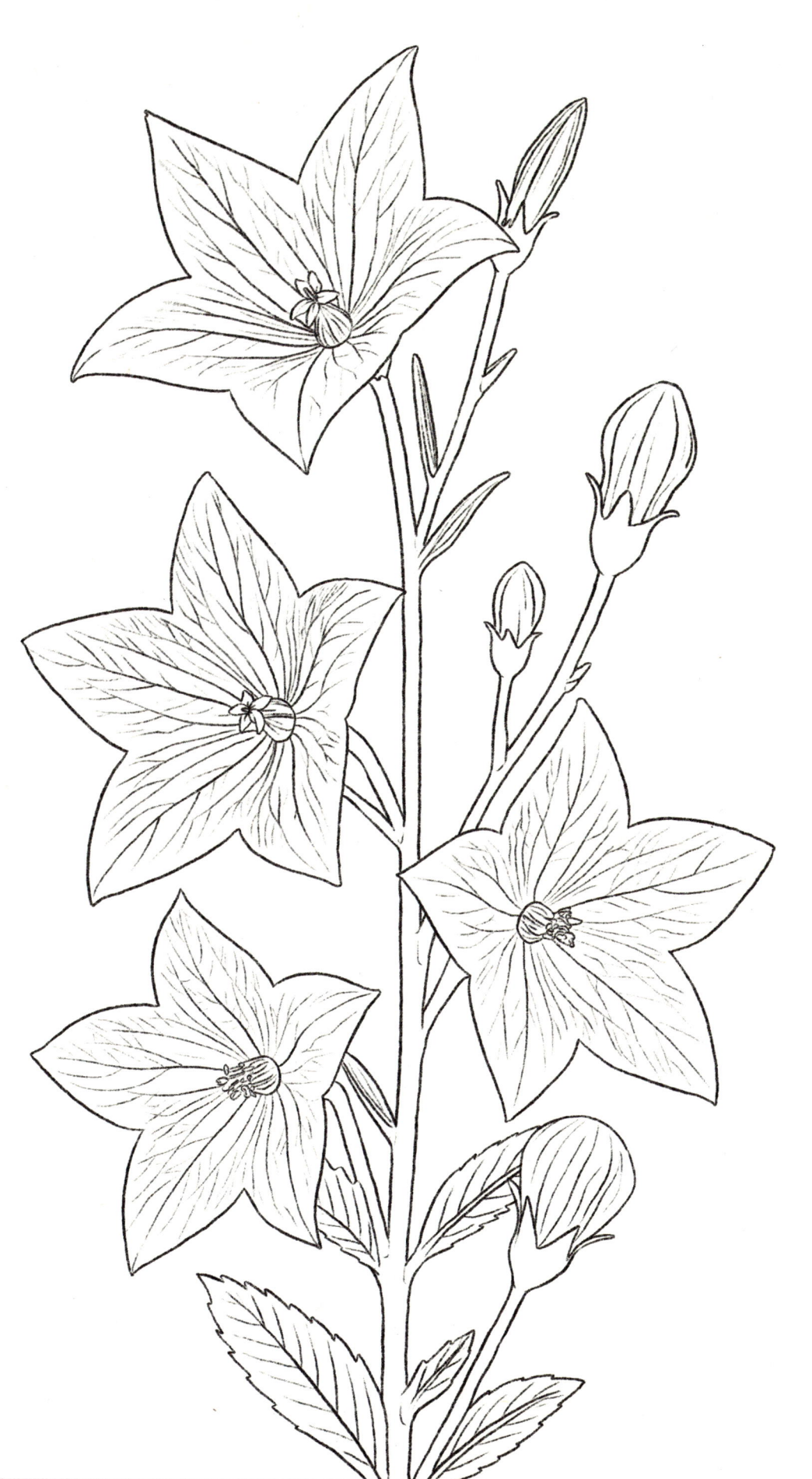

참나리

순결하고 깨끗한 아름다움 / 여름의 태양 아래 우아하게 피는 꽃

· 개화시기 : 6~8월
· 열정과 당당함의 상징으로, 주황색 꽃잎의 검은 반점이 특징인 꽃입니다.

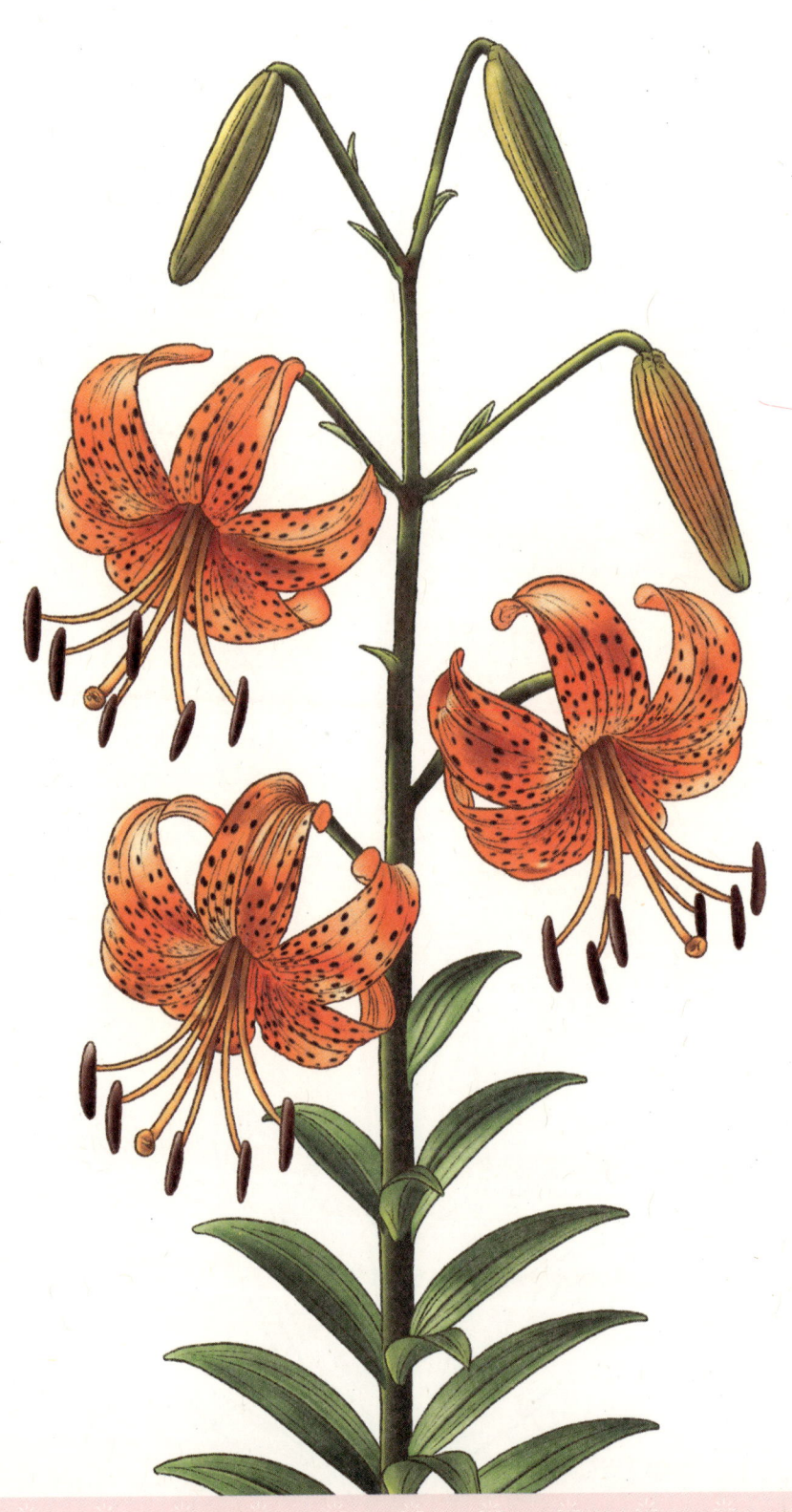

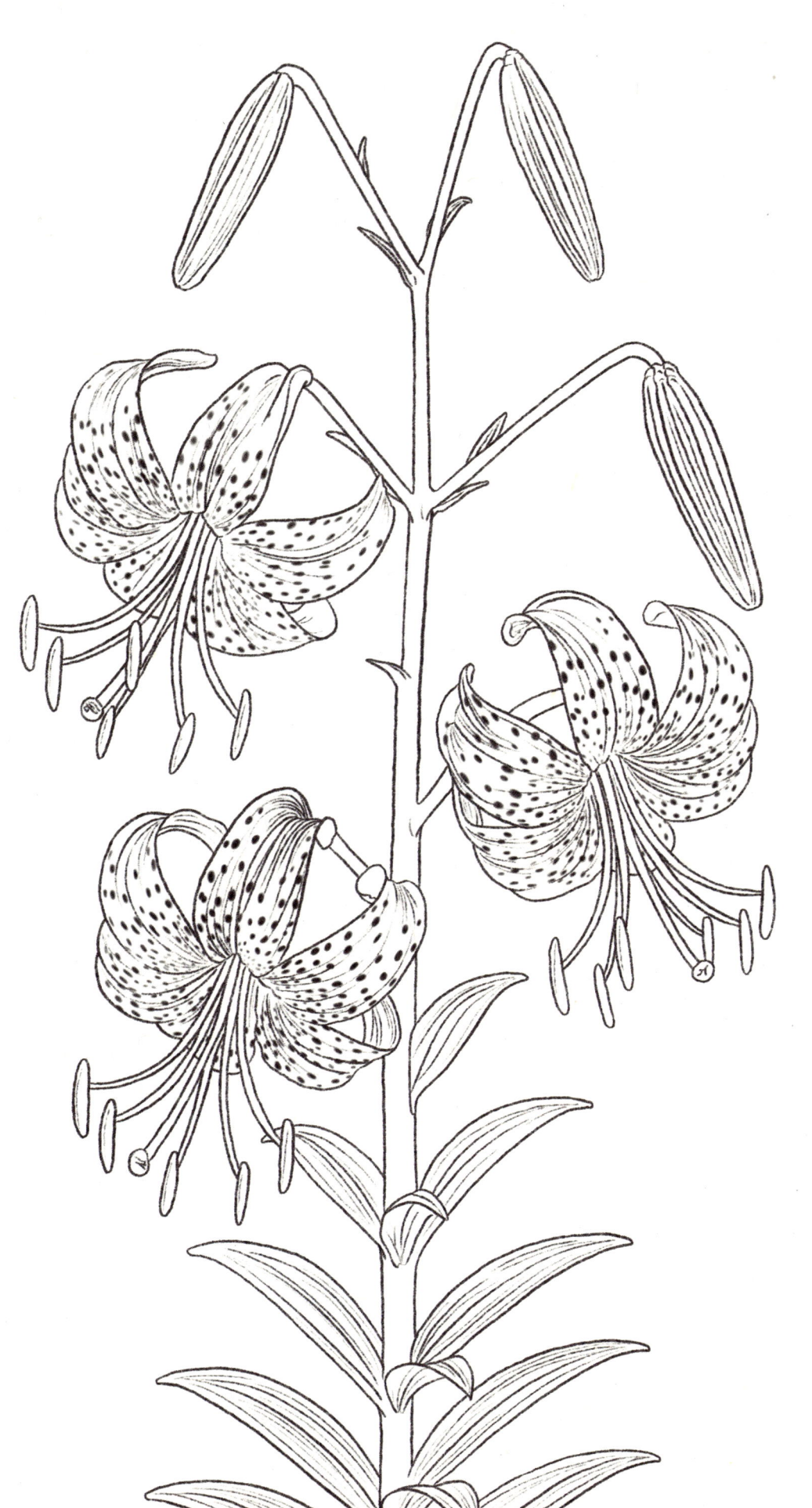

호박꽃

포용하는 마음 / 순박한 마음이 피워낸 노란 웃음의 꽃

· 개화시기 : 6~8월
· 하루 만에 지는 하루살이 꽃이며, 암꽃과 수꽃이 따로 핍니다.

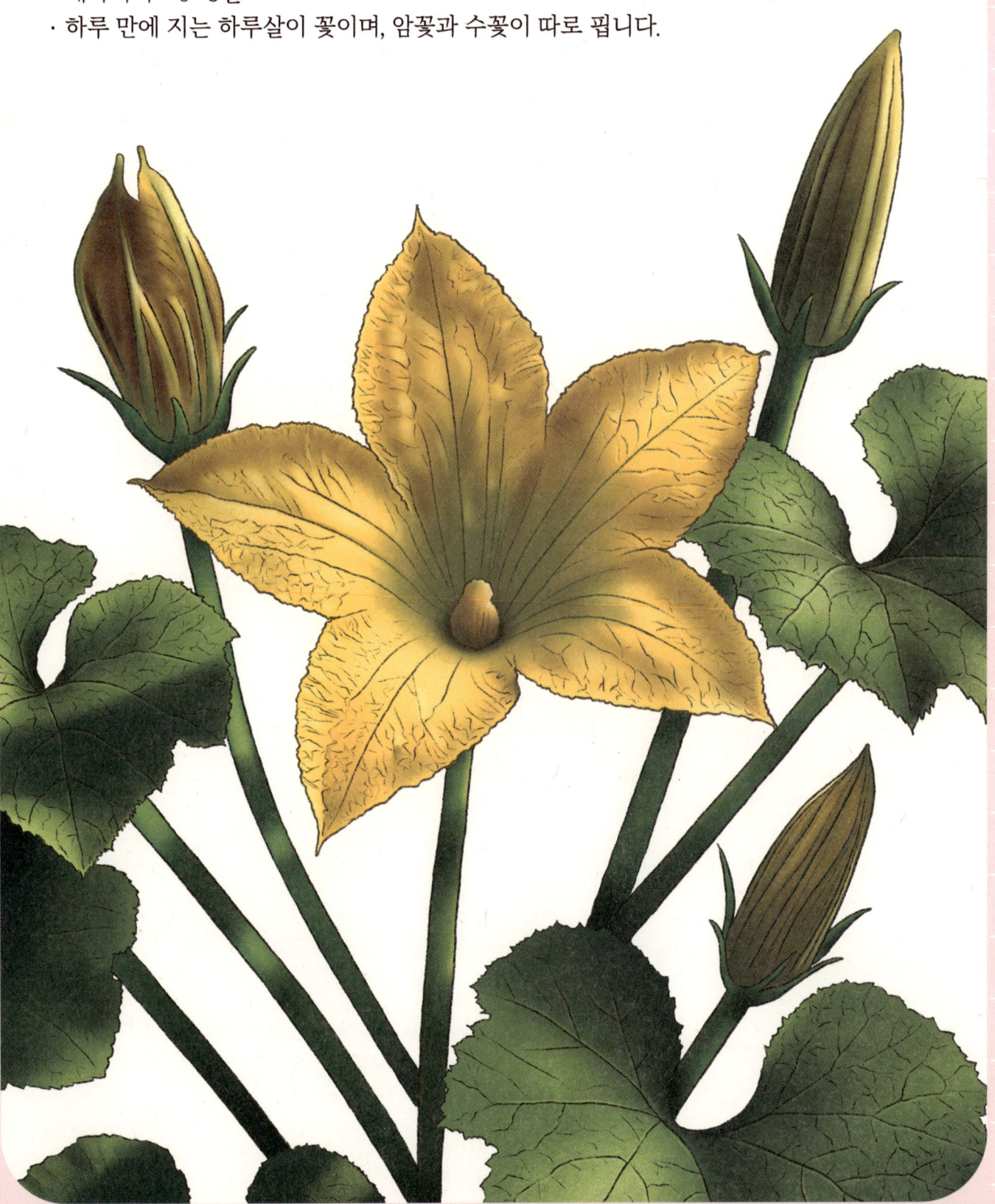

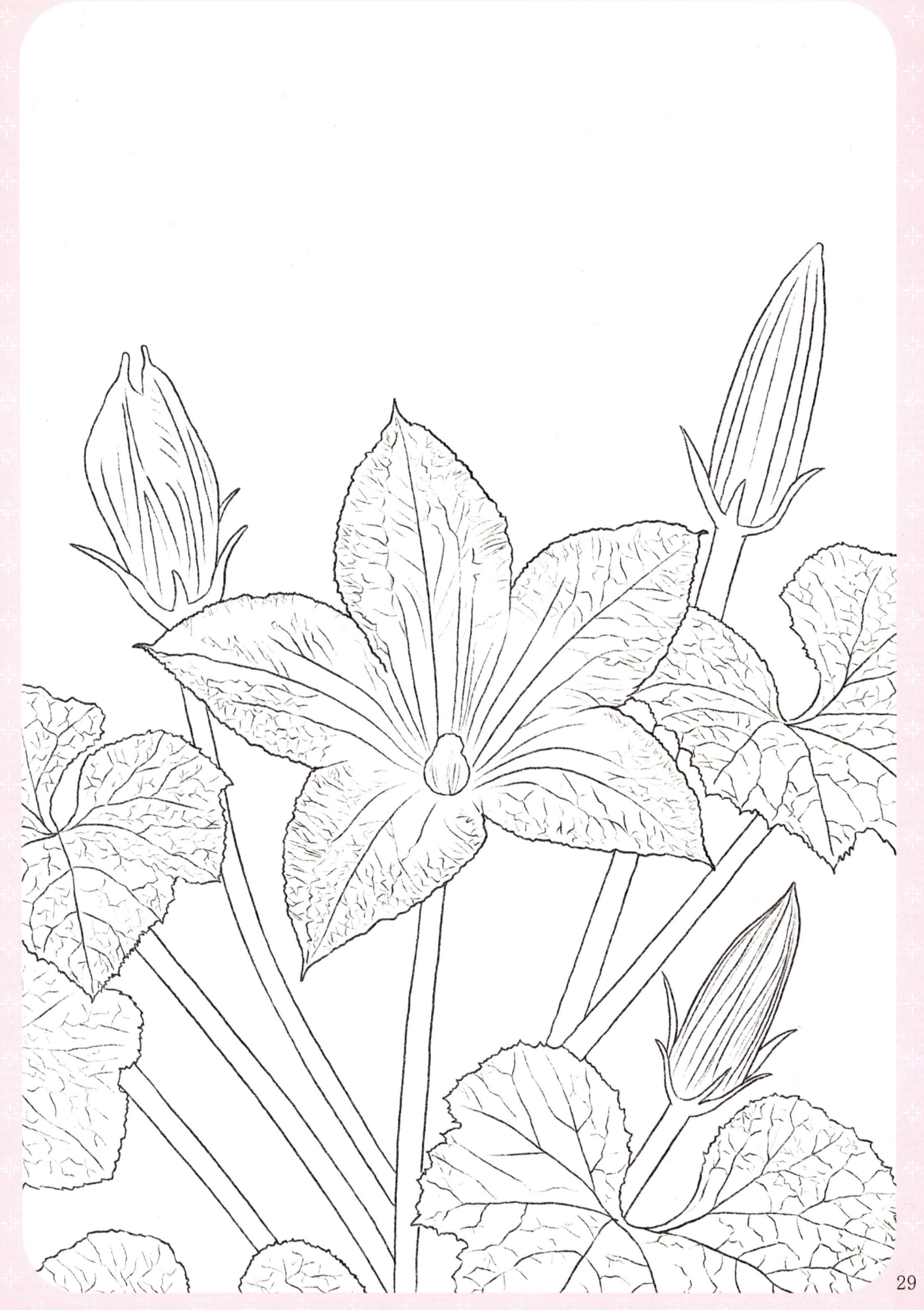

해바라기

일편단심 / 해를 향해 한결같은 마음으로 서 있는 꽃

· 개화시기 : 7~9월
· 태양을 닮은 큰 꽃이 특징이며, 해를 따라 도는 습성을 가집니다.

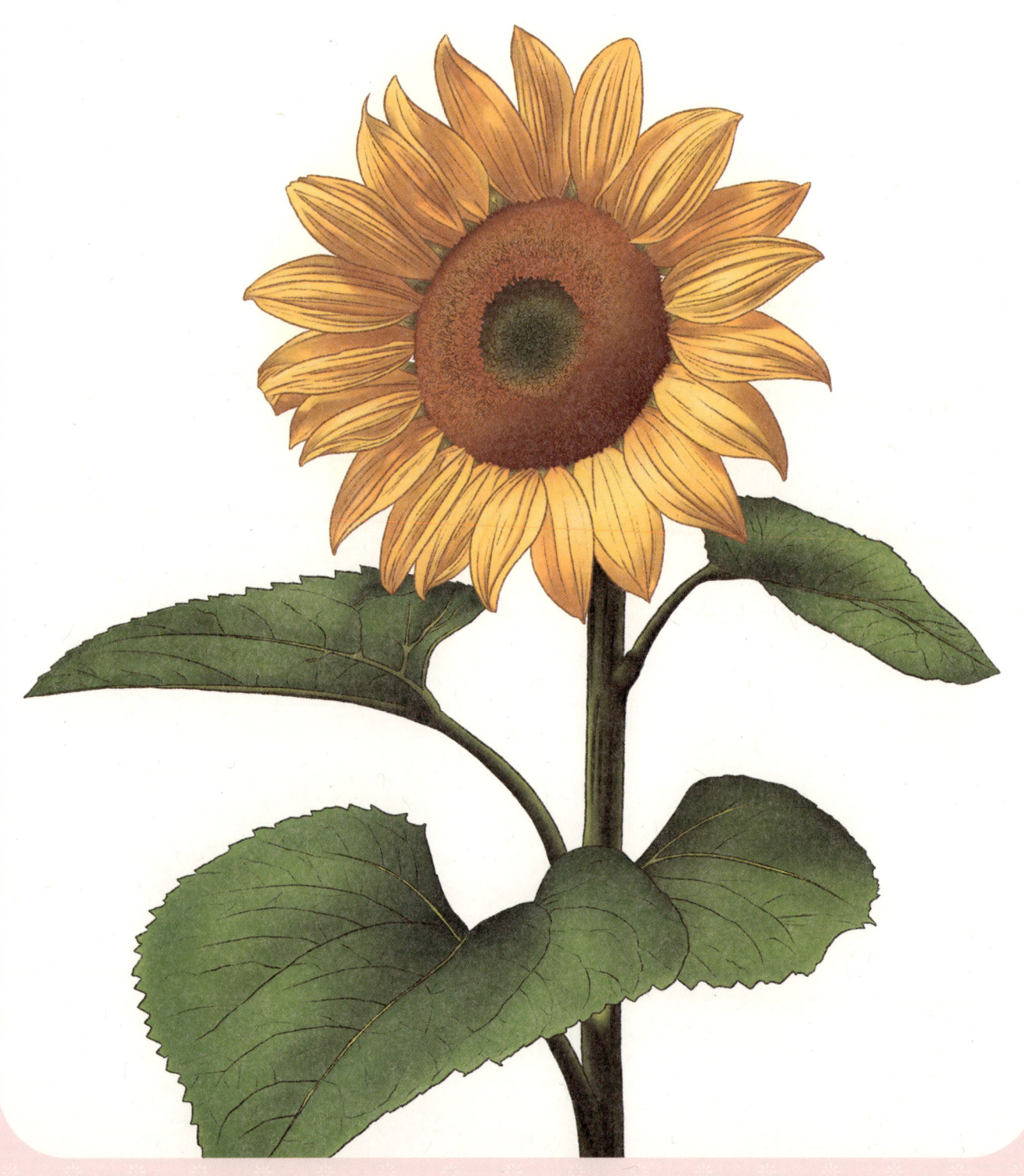

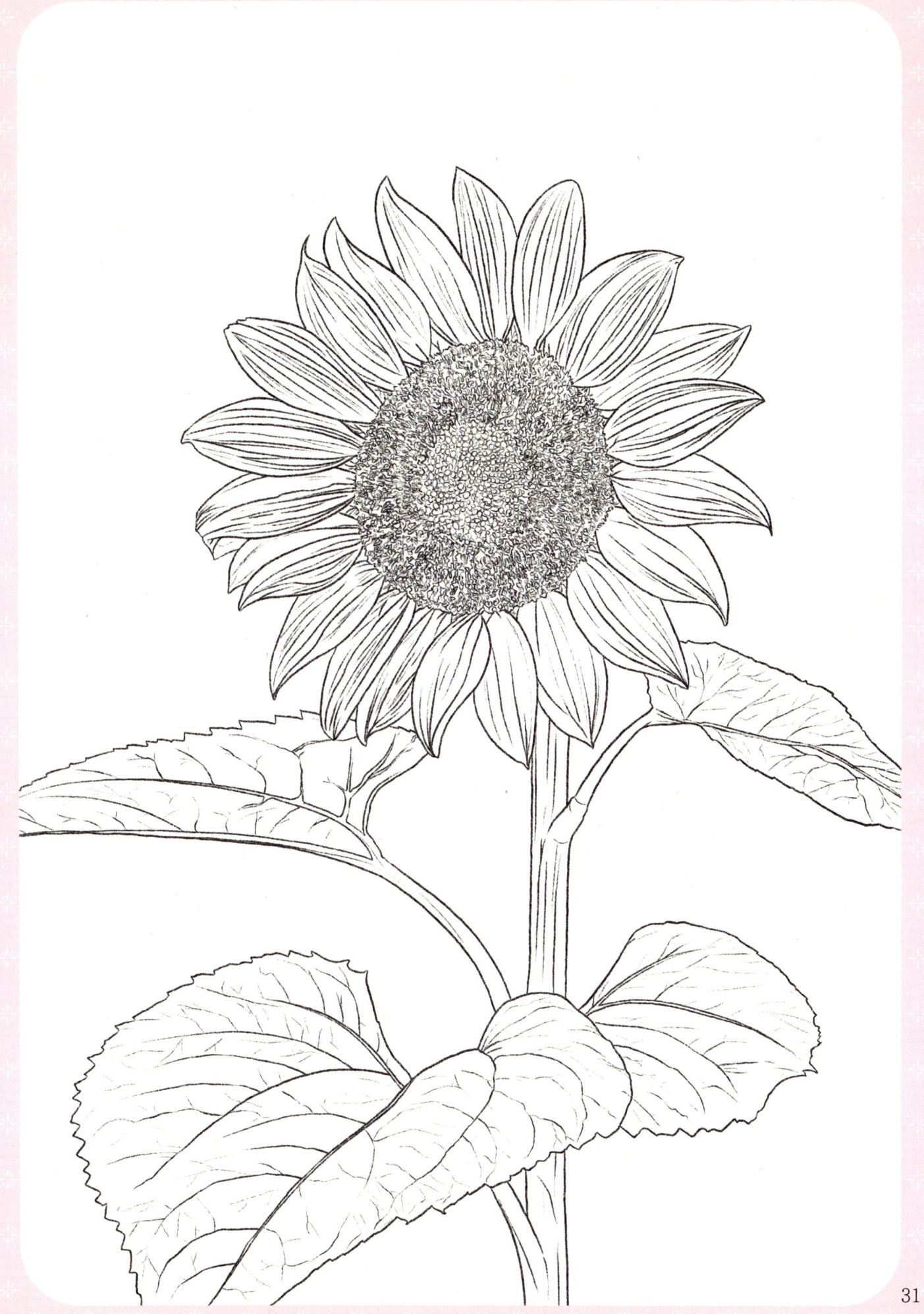

능소화

명예, 그리움 / 여름 하늘 아래 담장을 물들이는 꽃

· 개화시기 : 6~8월
· 양반집 마당에만 심었다는 이야기가 있으며, 덩굴성 주황빛 꽃이 화려하게 피어납니다.

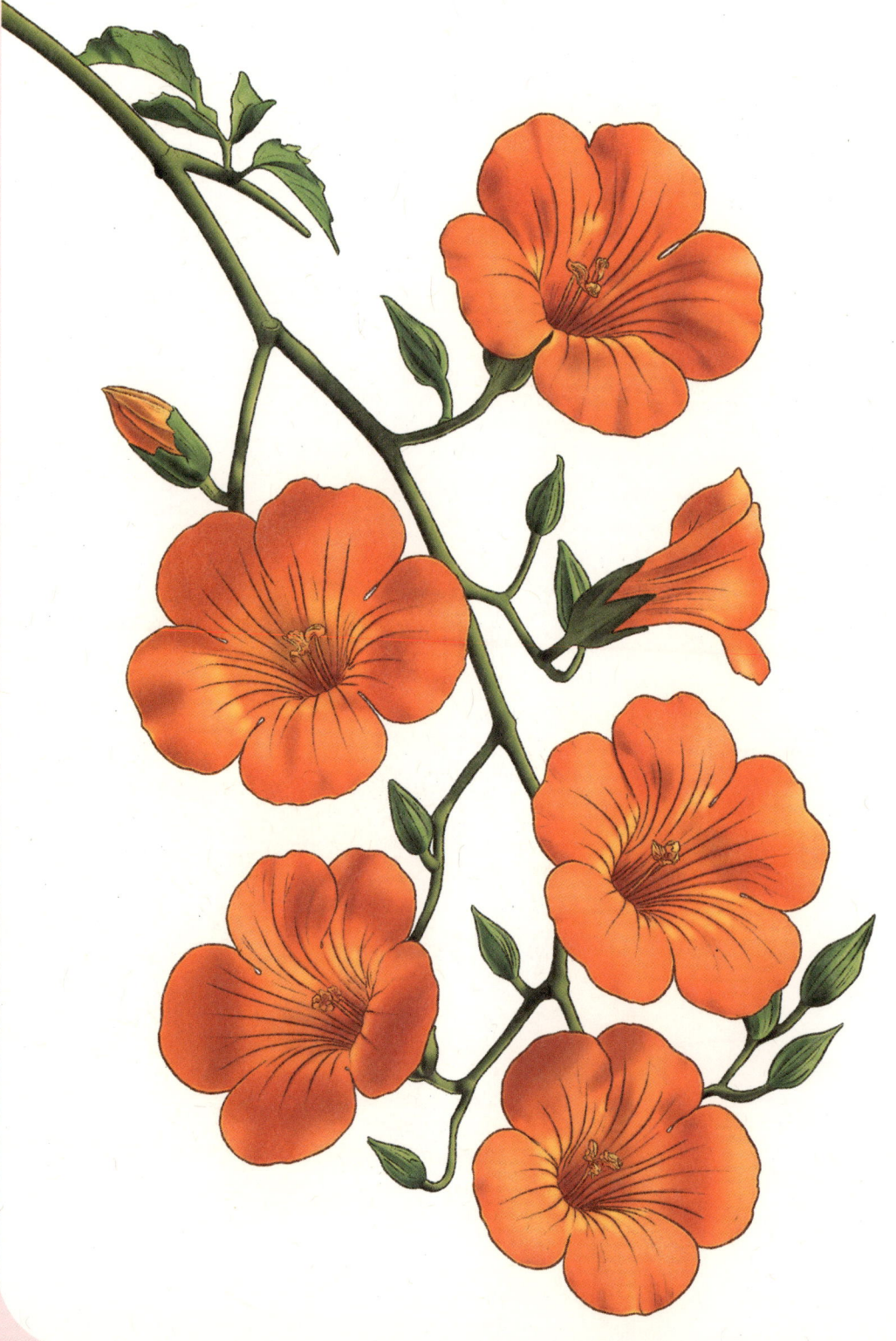

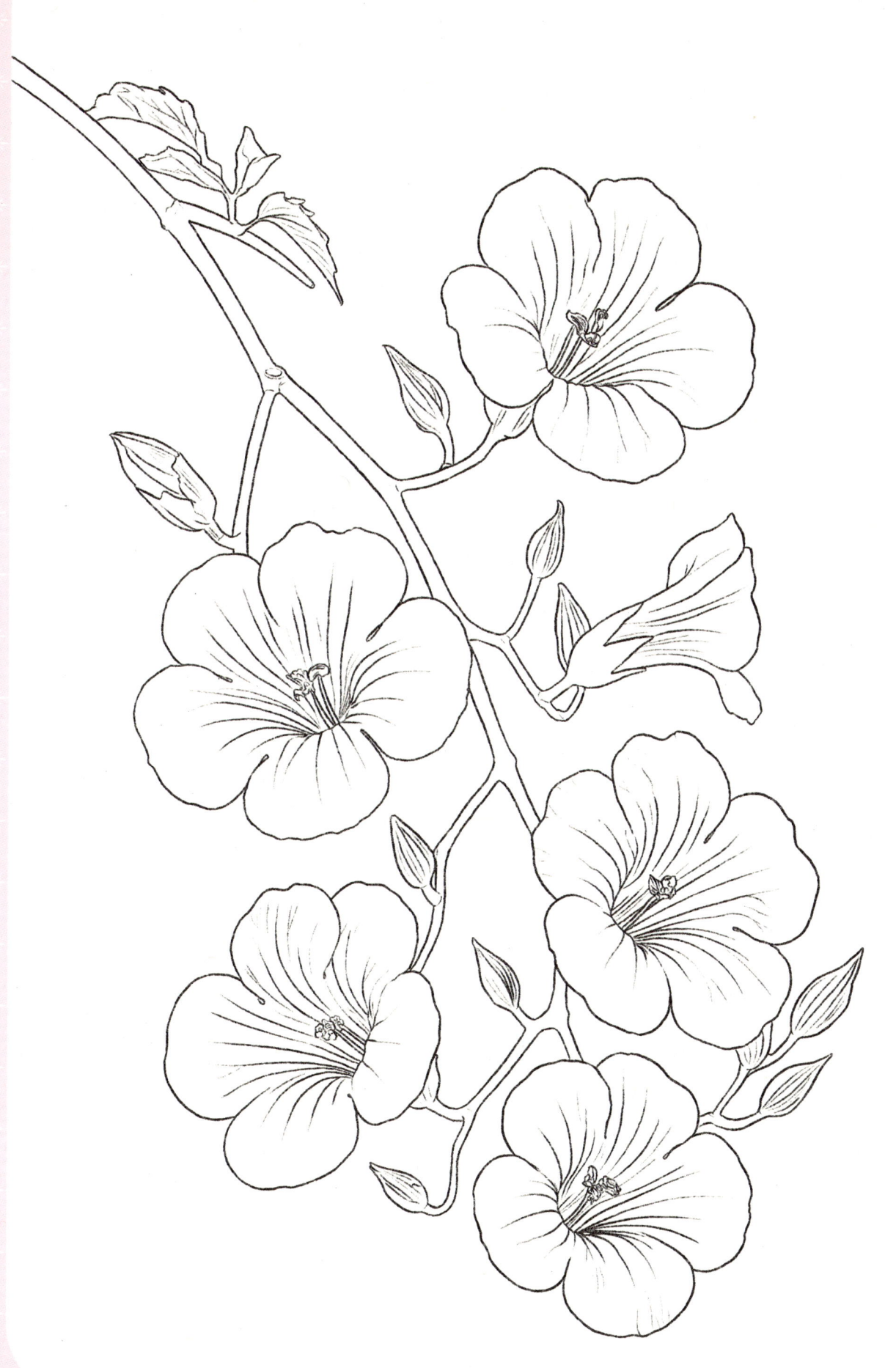

봉선화

나를 건드리지 마세요 / 손끝에 여름의 추억을 물들이는 꽃

· 개화시기 : 7~9월
· 손톱 물들이는 꽃으로 친숙하며, 그리움과 순정의 상징입니다.

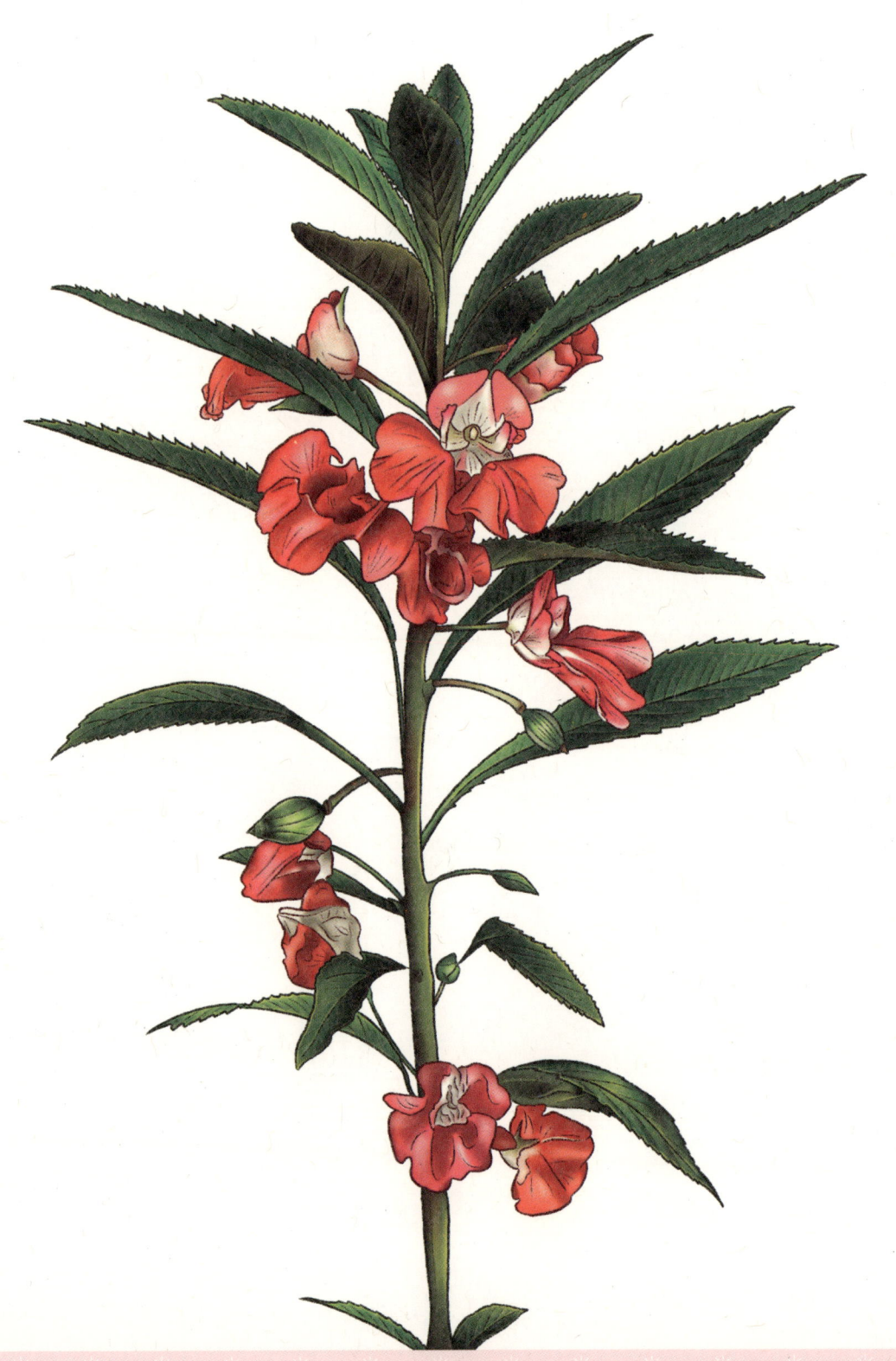

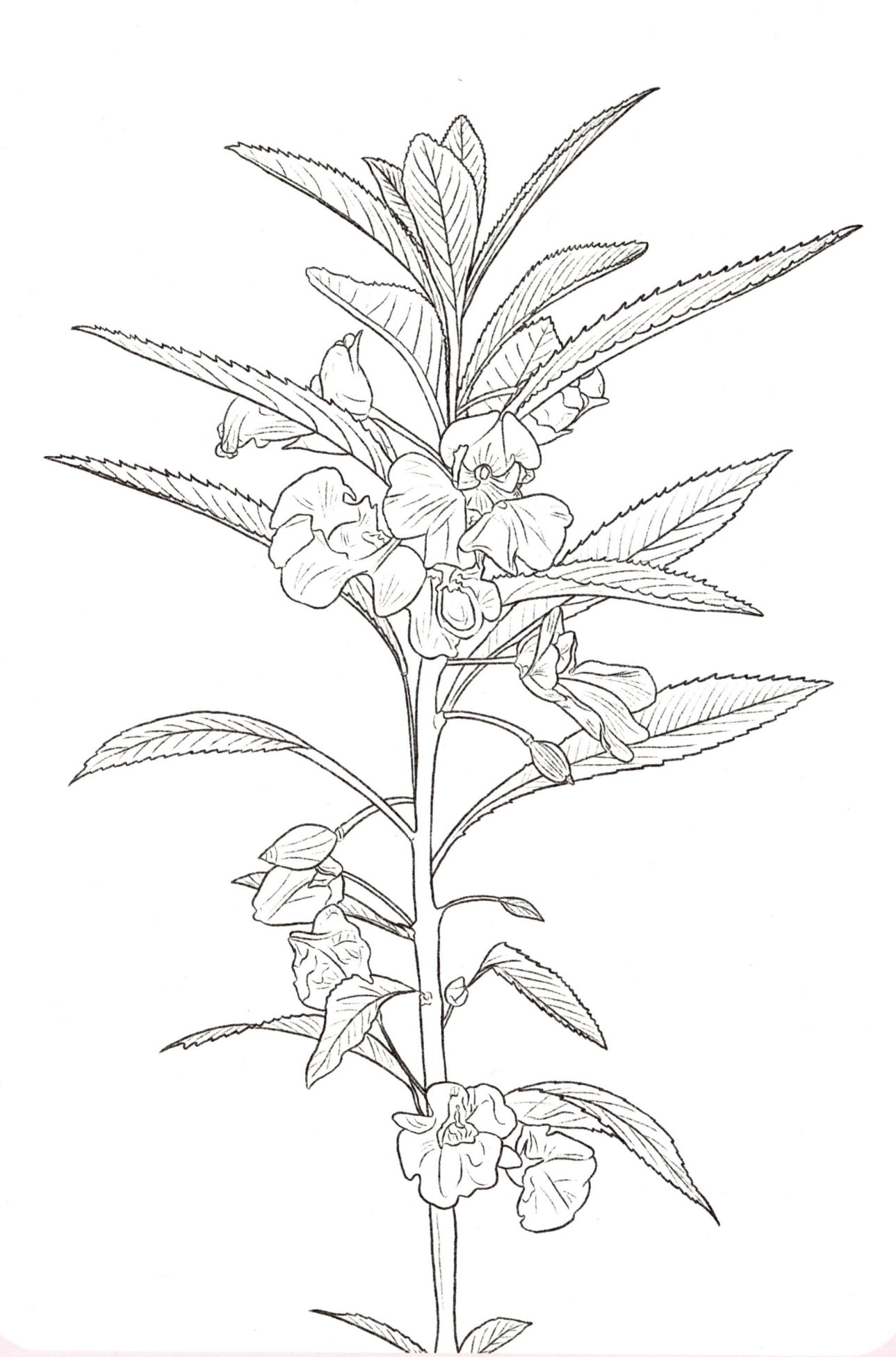

접시꽃

풍요로운 대지 / 여름 햇살 속에서 당당히 선 꽃

· 개화시기 : 6~10월
· 곧게 뻗은 줄기에 접시 모양의 꽃이 줄지어 피어나며, 희망과 인내의 상징입니다.

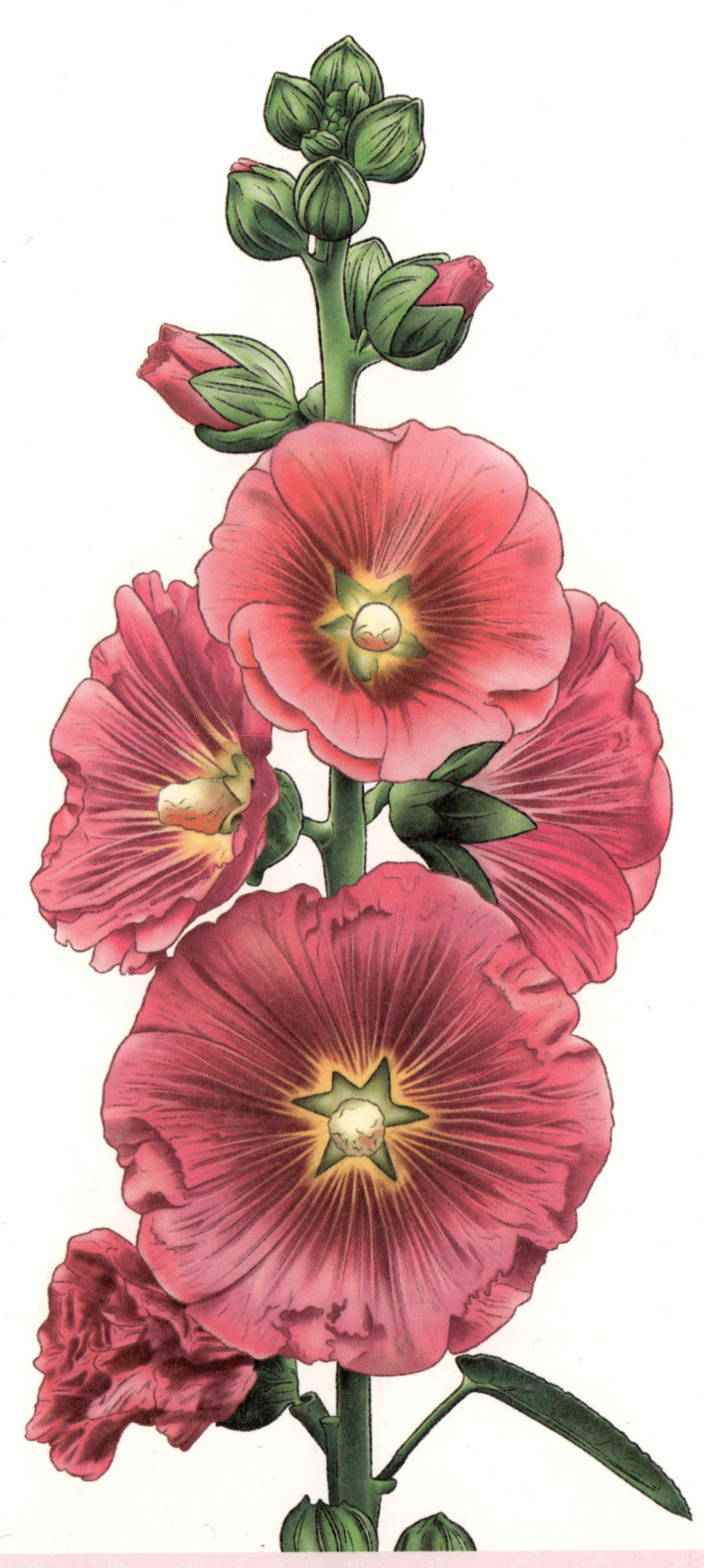

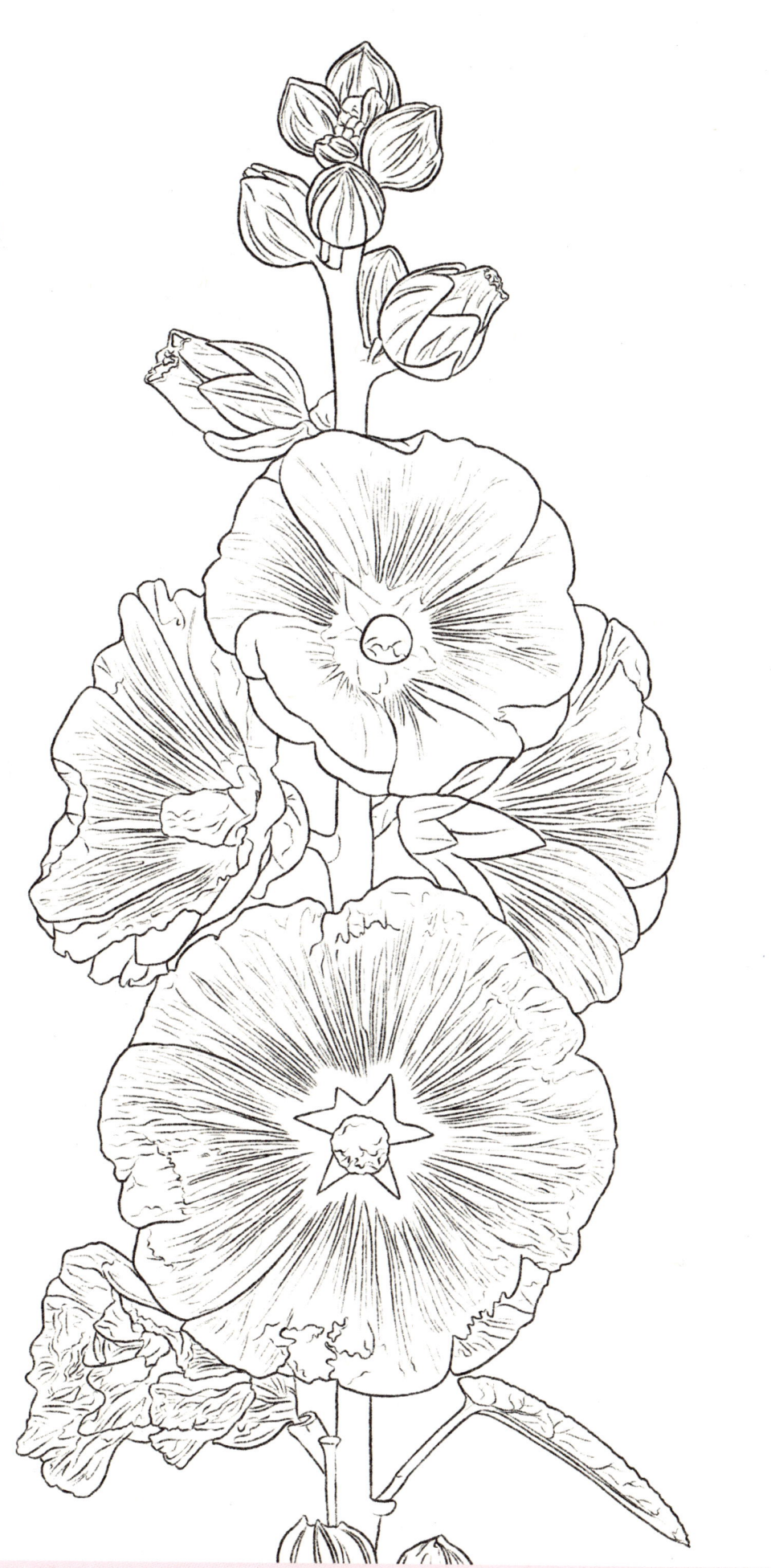

나팔꽃

덧없는 사랑 / 새벽을 여는 여름의 첫 인사

- 개화시기 : 7~9월
- 순간의 아름다움 상징하며, 아침에 피었다가 오후에 지는 하루살이 꽃입니다.

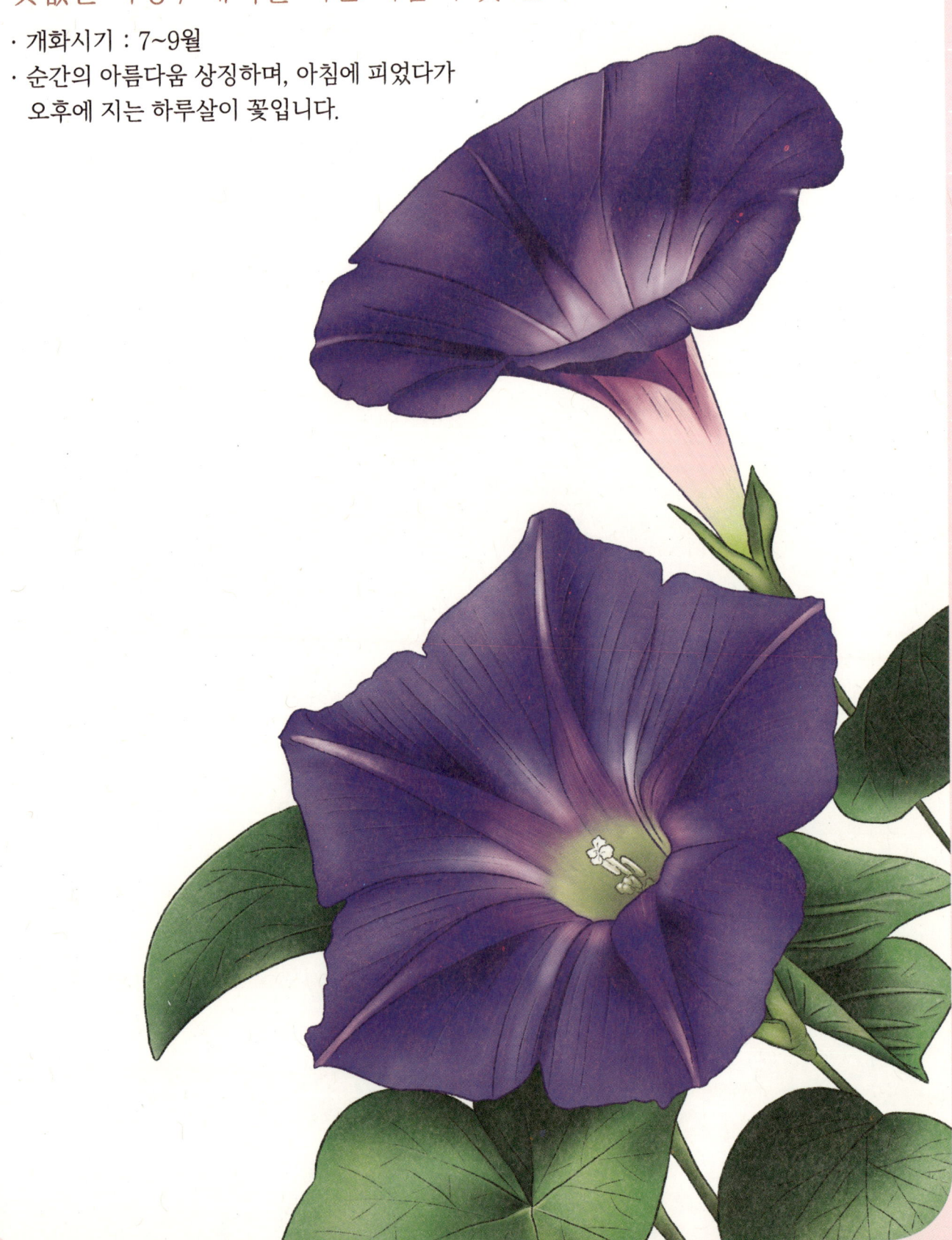

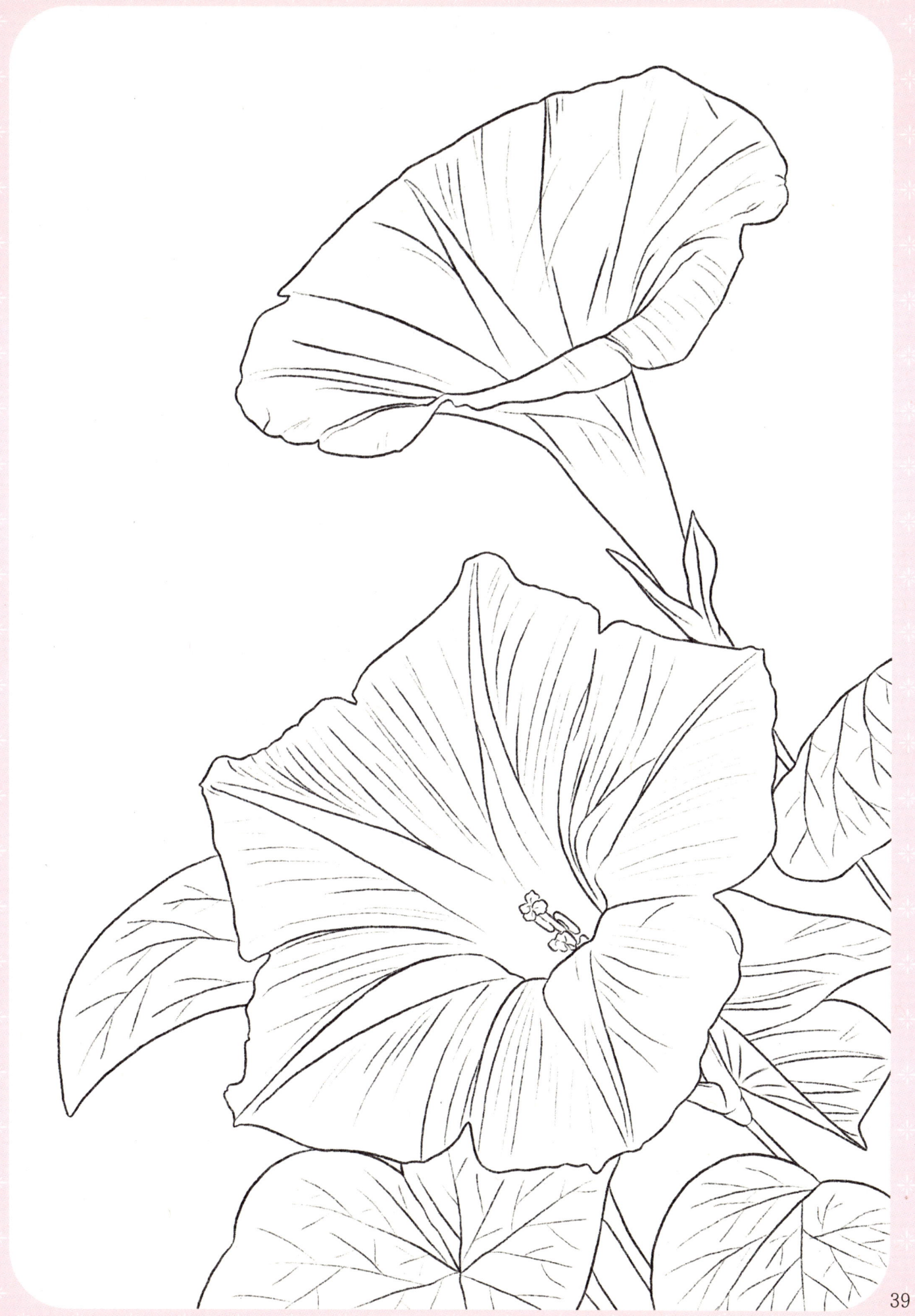

코스모스

가을

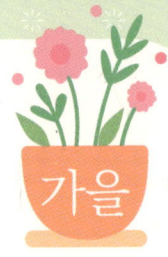

소녀의 순정 / 바람결에 춤추는 가을의 미소

· 개화시기 : 9~10월

· 가늘고 긴 줄기와 바람에 흔들리는 모습이 '가을의 전령사' 로 불립니다.

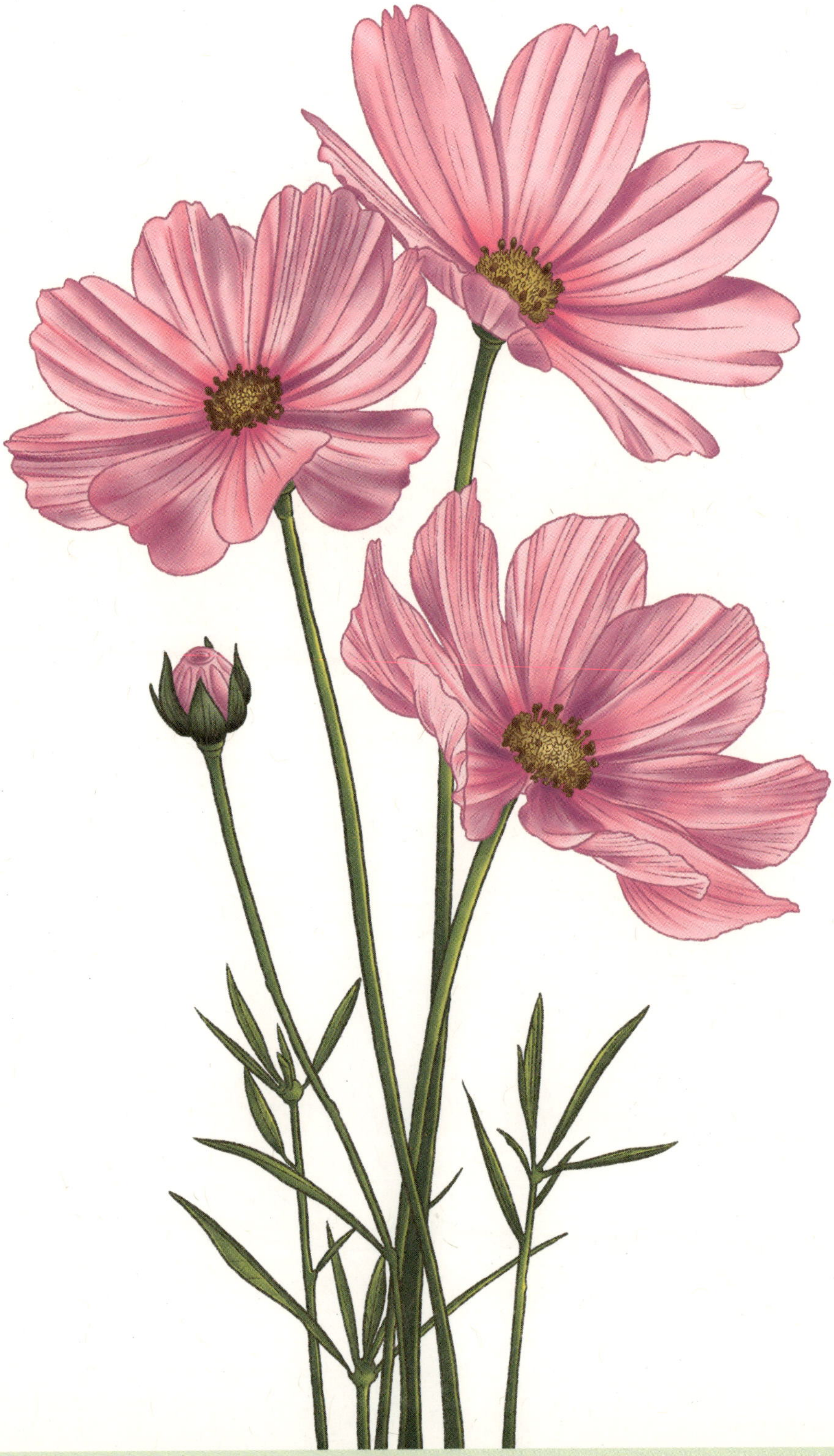

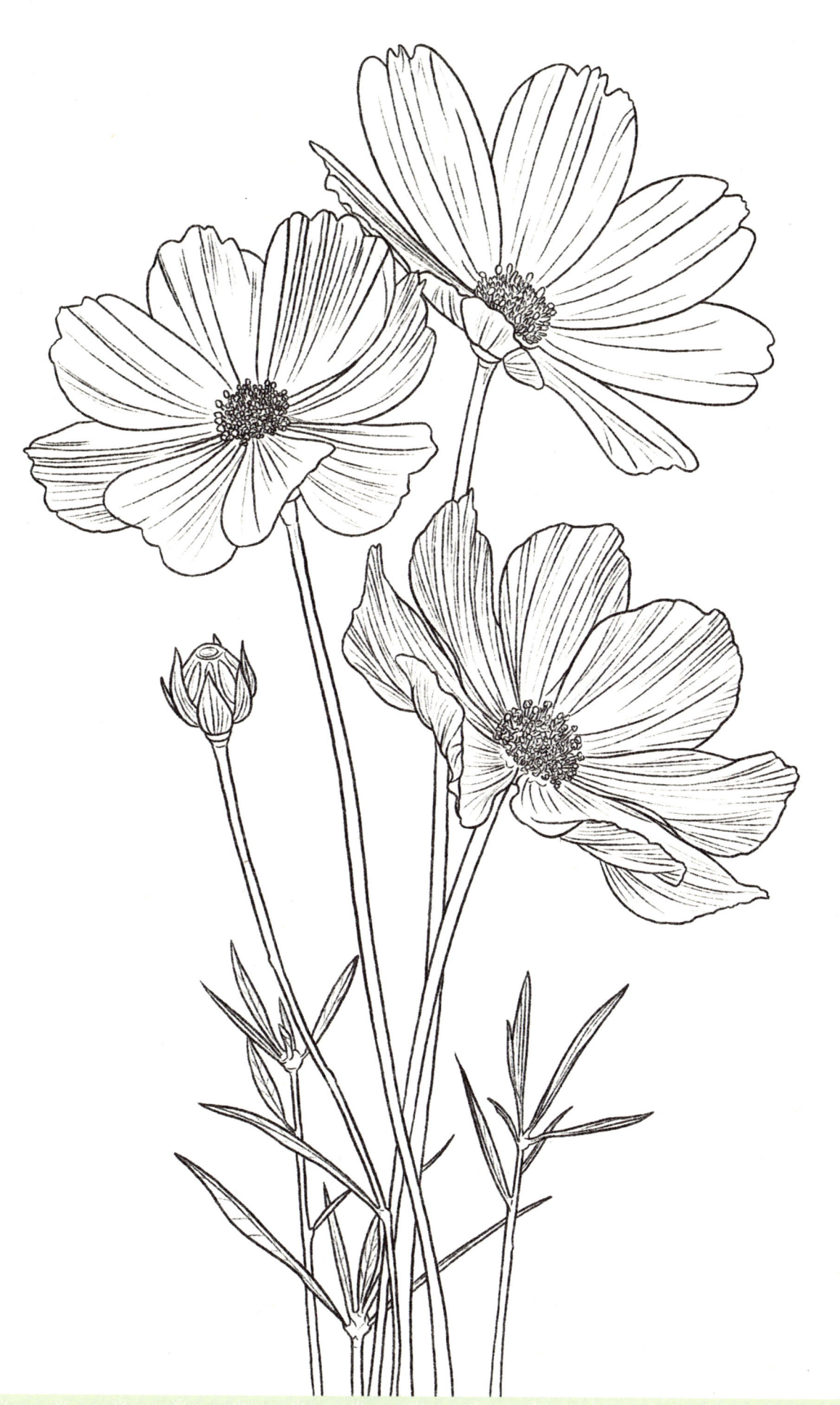

국화

고결한 우정 / 차분한 고요 속 품위를 지닌 꽃

· 개화시기 : 9~11월
· 가을의 대표적인 꽃으로, 동양에서 사군자 중 하나로 귀하게 여겨졌습니다.

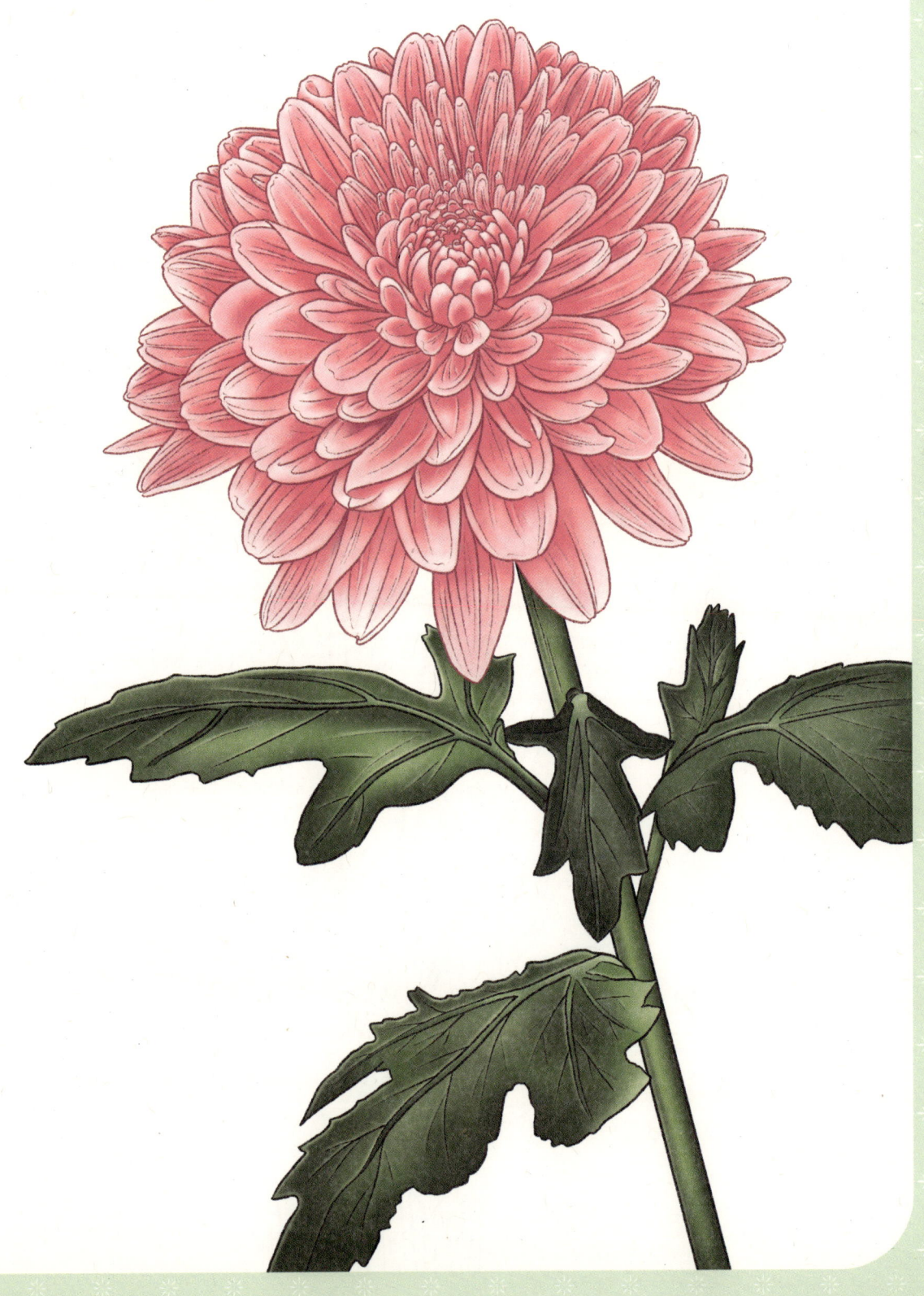

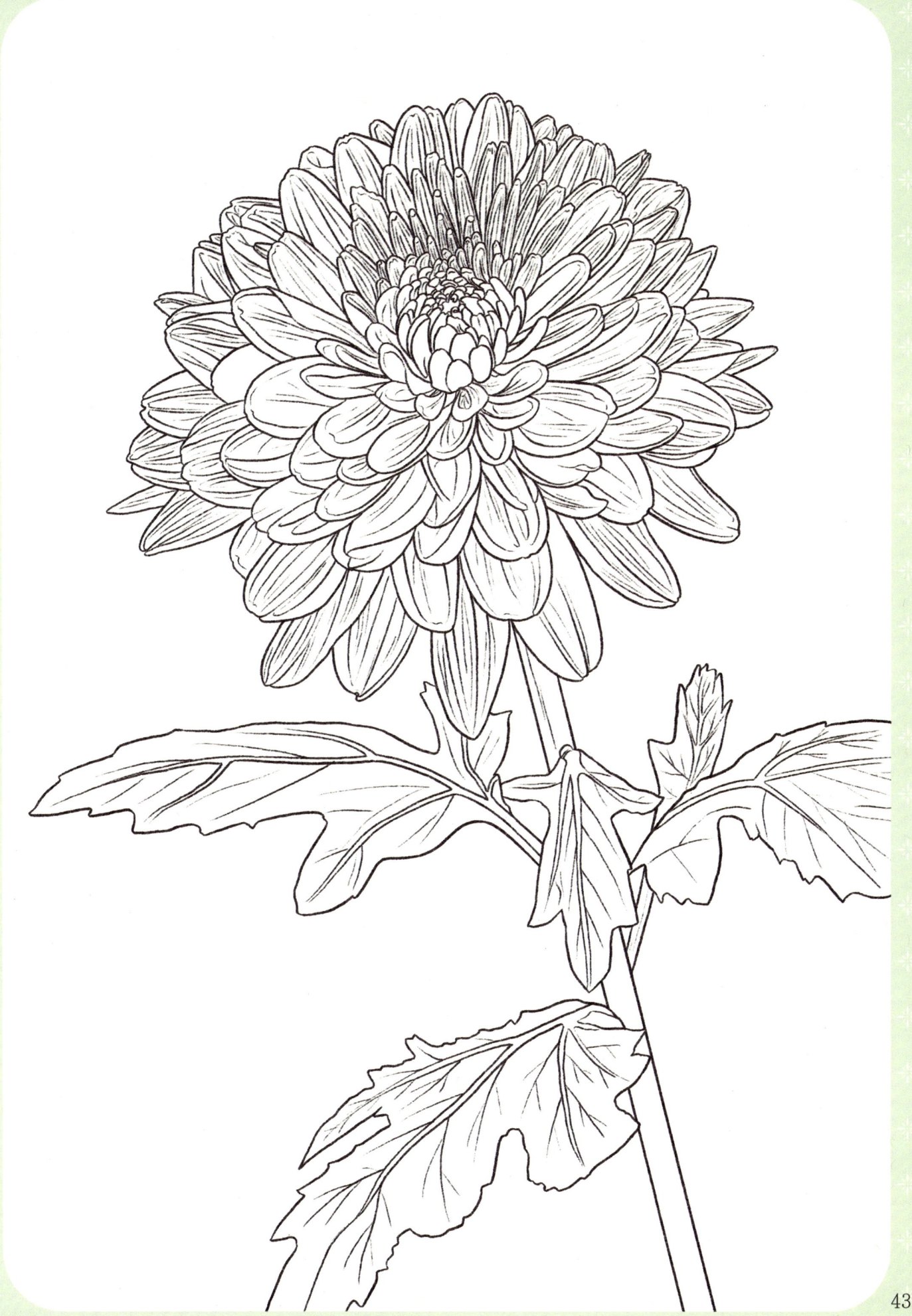

구절초

어머니의 사랑 / 가을의 끝자락, 그리움을 닮은 꽃

· 개화시기 : 9~11월
· 들국화의 한 종류로, 아홉 번 꺾어야 약이 된다는 전설이 있습니다.

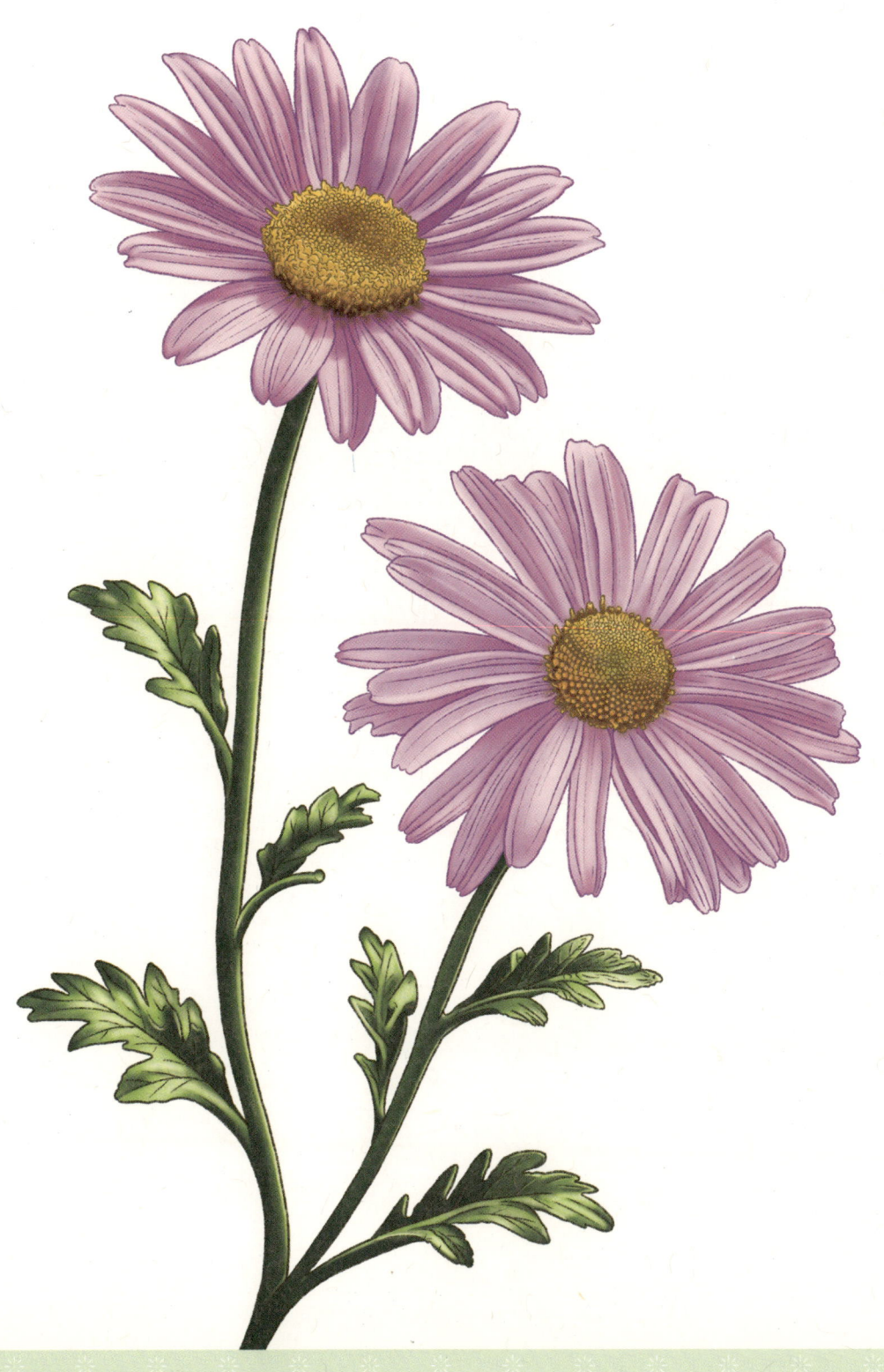

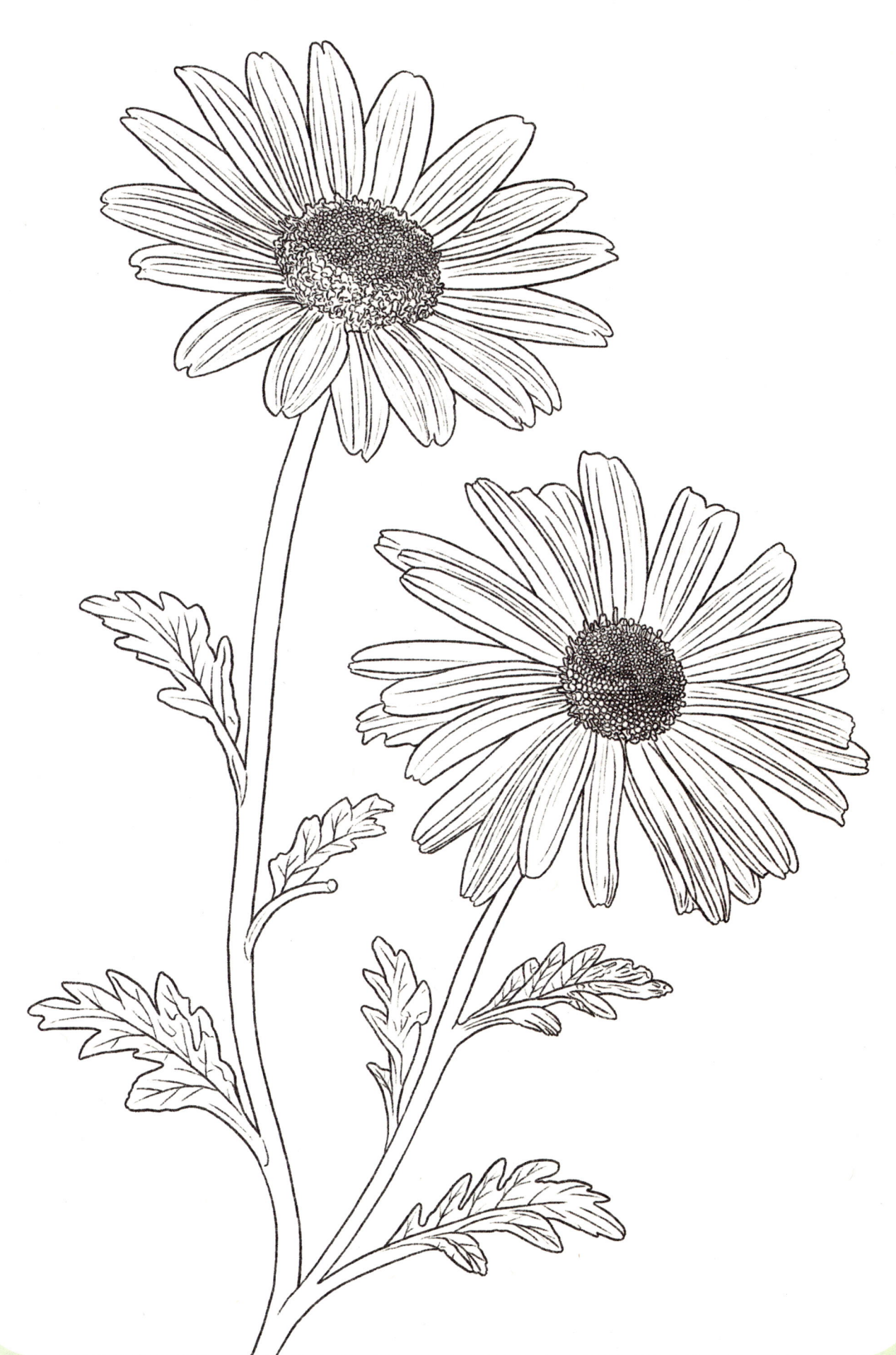

투구꽃

밤의 사랑 / 푸른 갑옷을 입은 용기의 꽃

· 개화시기 : 9~10월
· 꽃 모양이 옛 무사의 투구를 닮았으며, 뿌리에 독성이 있지만 약재로도 쓰입니다.

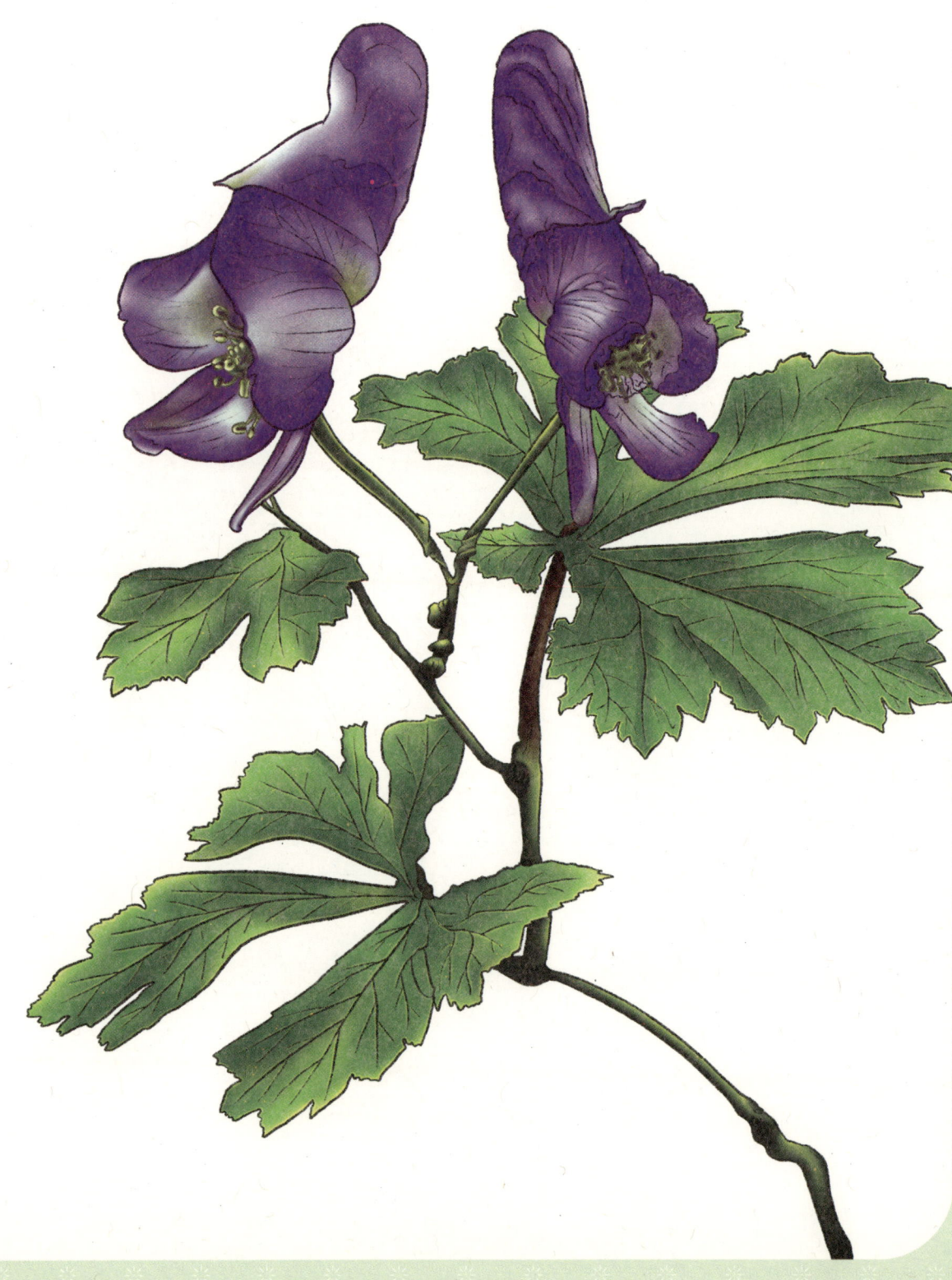

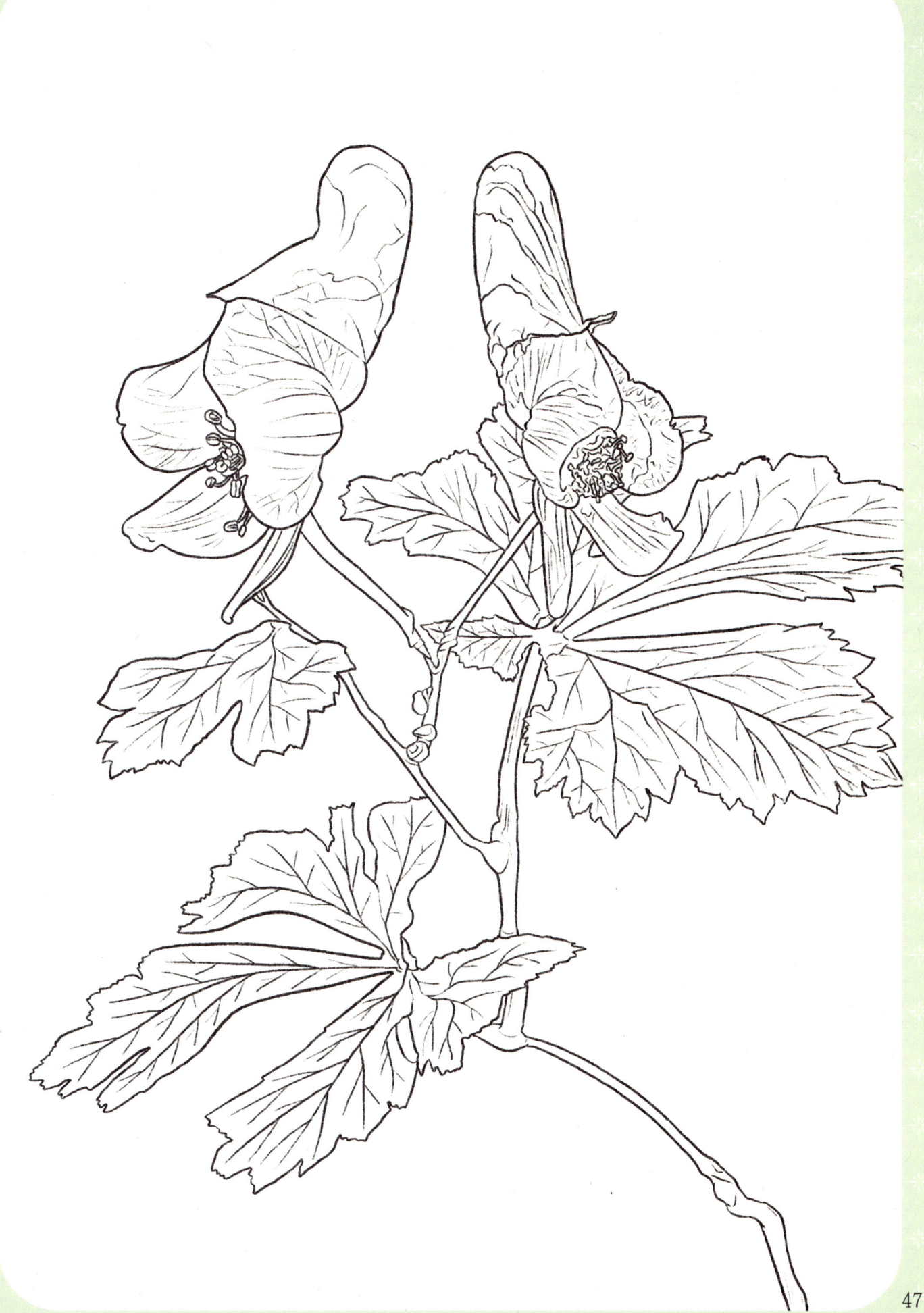

백일홍

인연, 그리움 / 오랜 시간 동안 꺼지지 않는 열정의 꽃

· 개화시기 : 7~10월
· 백일 동안 붉게 핀다는 이름처럼 긴 개화기간을 자랑하며, 꾸준함과 생명력의 상징입니다.

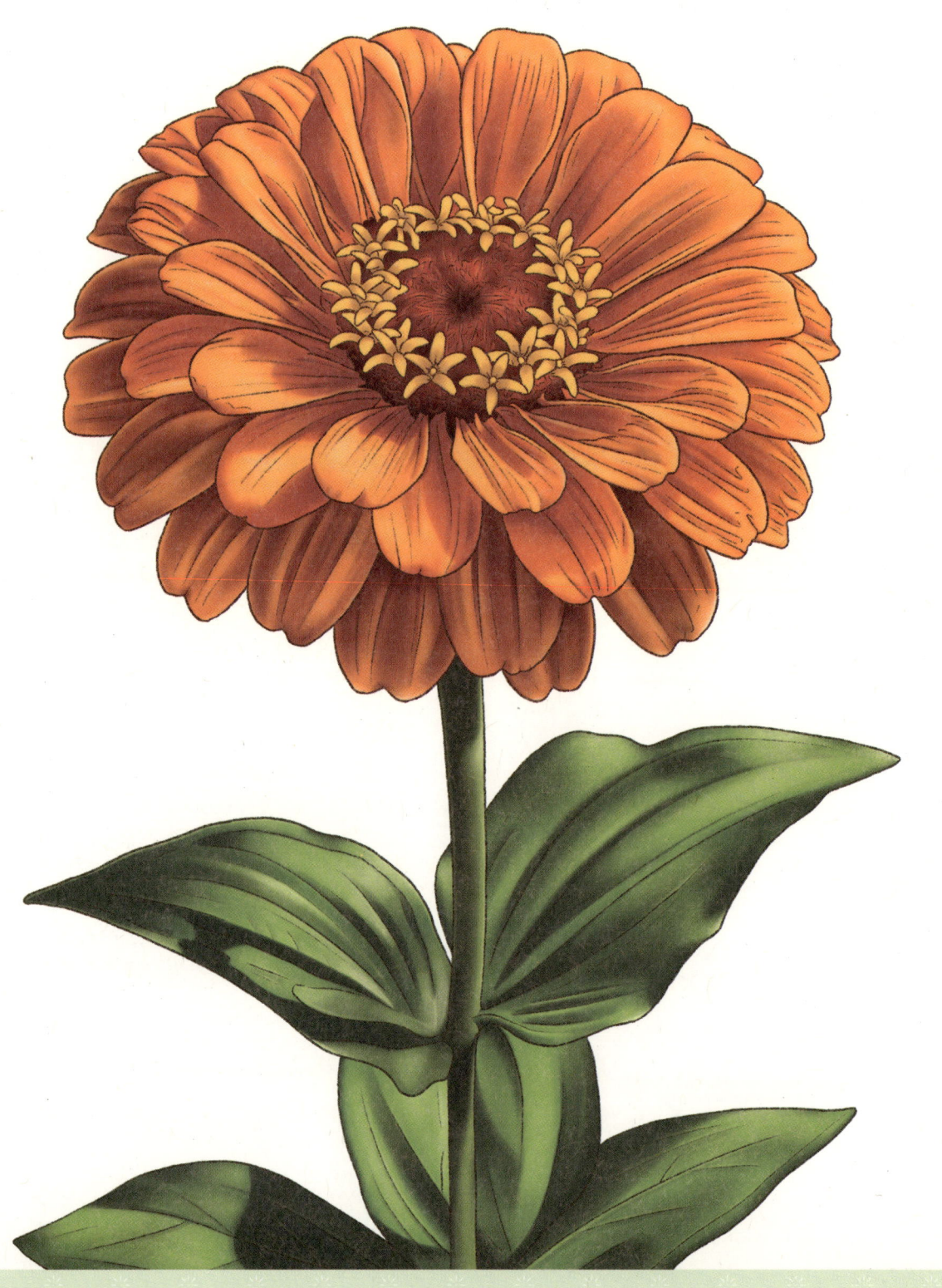

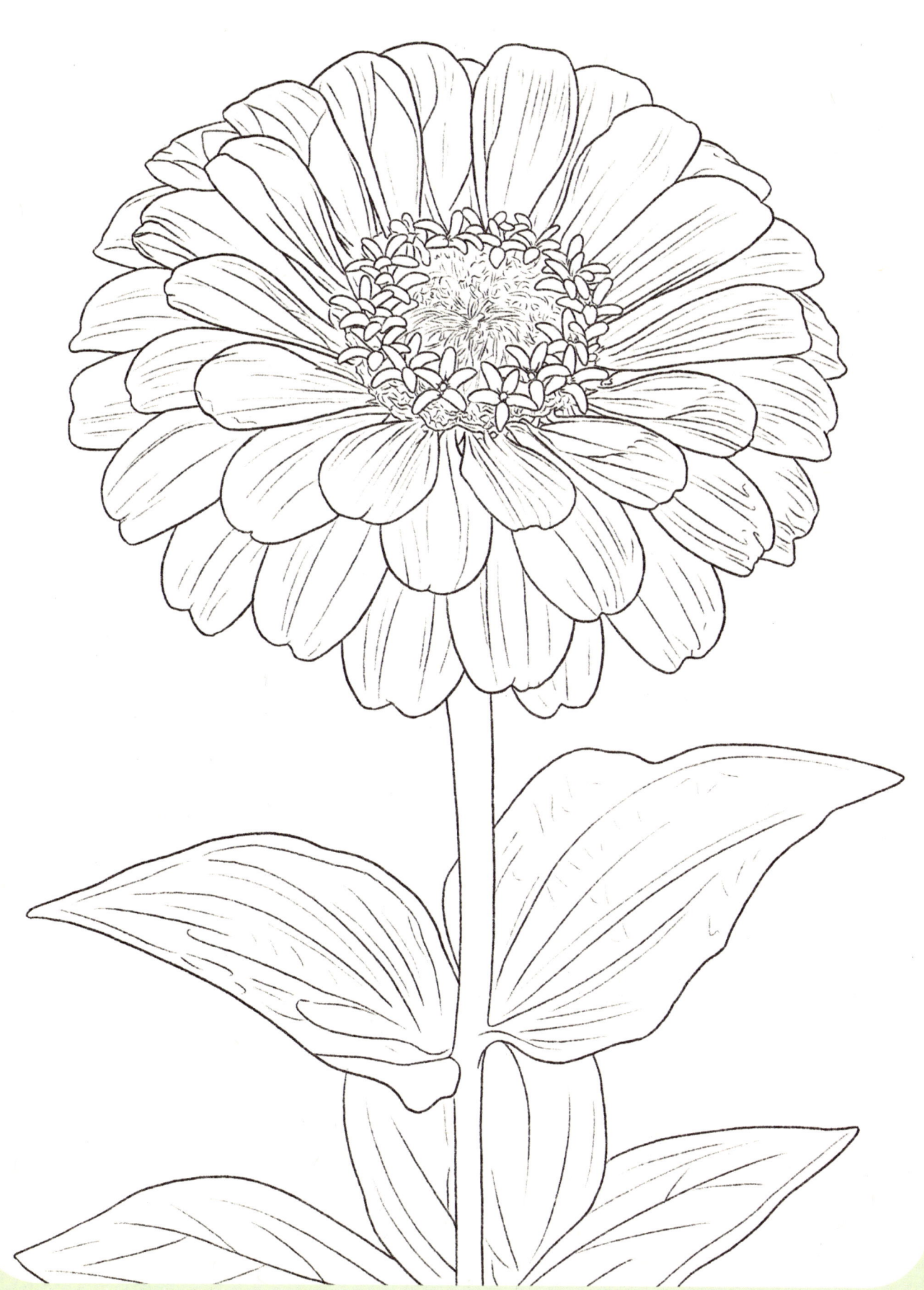

샤프란

후회 없는 청춘 / 가을빛 속에서 희망을 속삭이는 꽃

- 개화시기 : 10~11월
- 꽃의 암술대를 채취하여 향신료와 염료로 사용하며, 세계적으로 고가입니다.

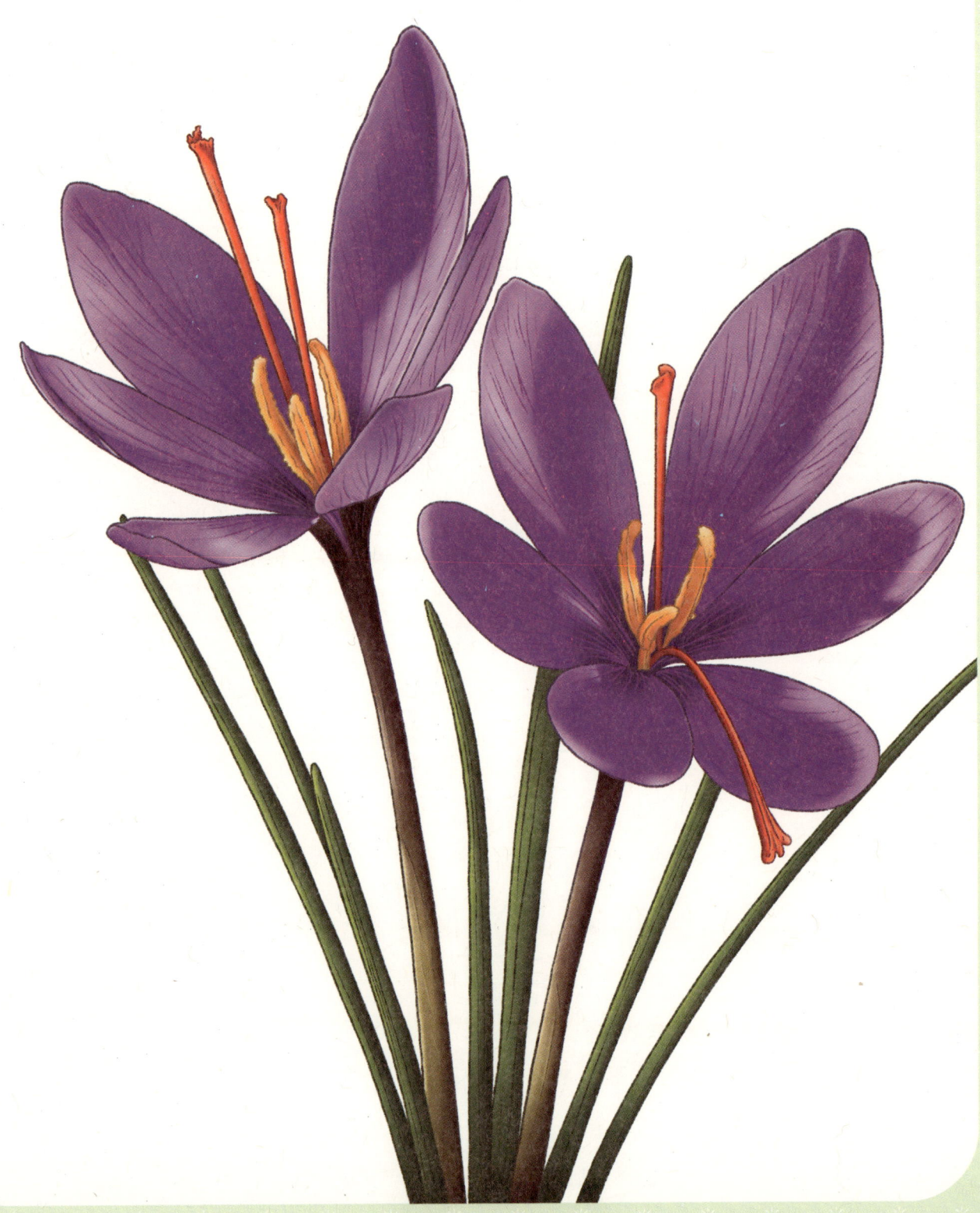

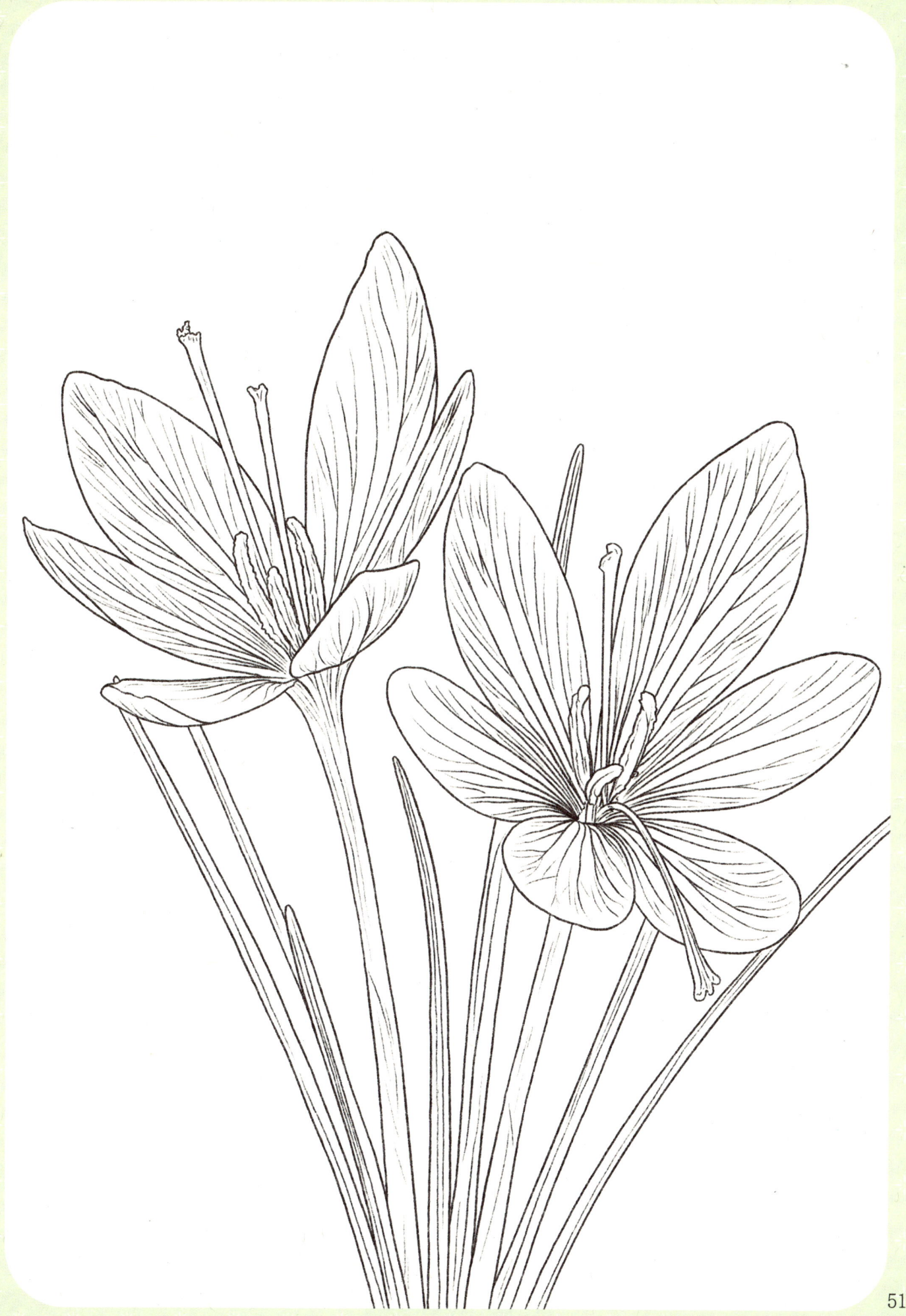

천일홍

변치 않는 사랑 / 작지만 오래도록 빛나는 진심의 꽃

· 개화시기 : 7~10월
· 꽃이 천일 동안 붉게 핀다는 이름처럼 시들어도 색이 잘 변하지 않습니다.

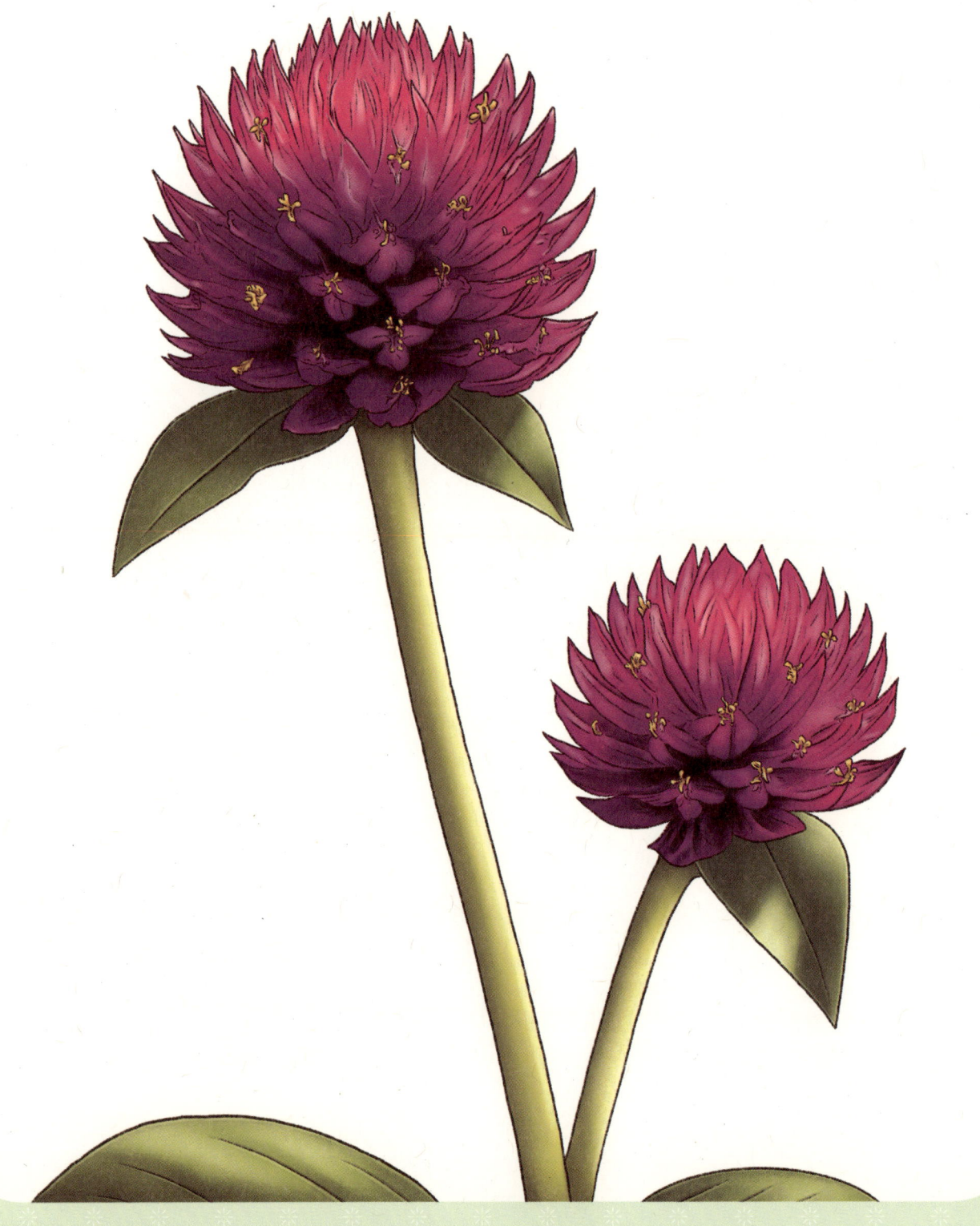

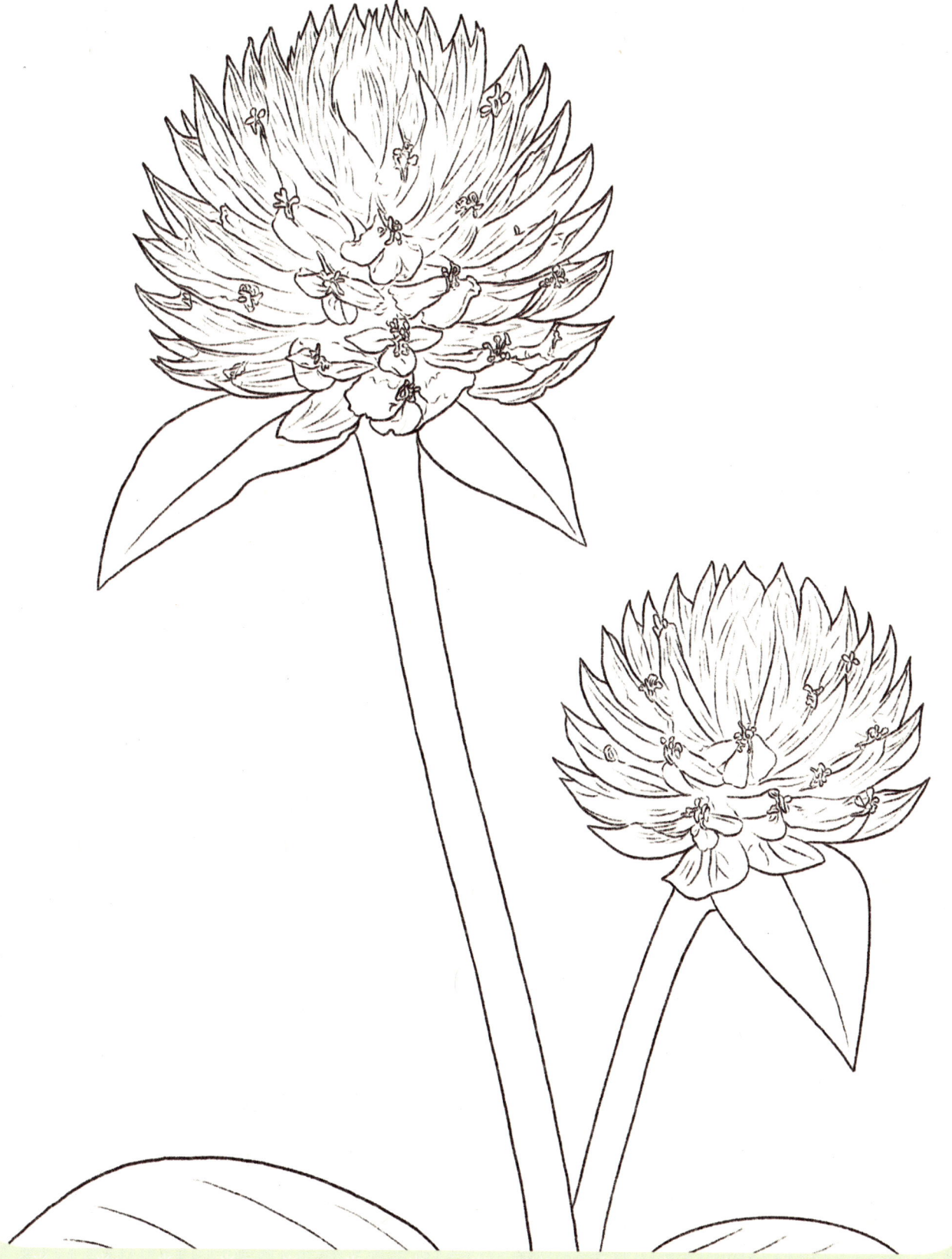

가을장미

수줍은 사랑 / 이별의 계절에 다시 피어난 사랑의 꽃

· 개화시기 : 9~11월
· 늦가을에 피는 장미로, 봄 장미보다 깊은 색과 향을 지닙니다.

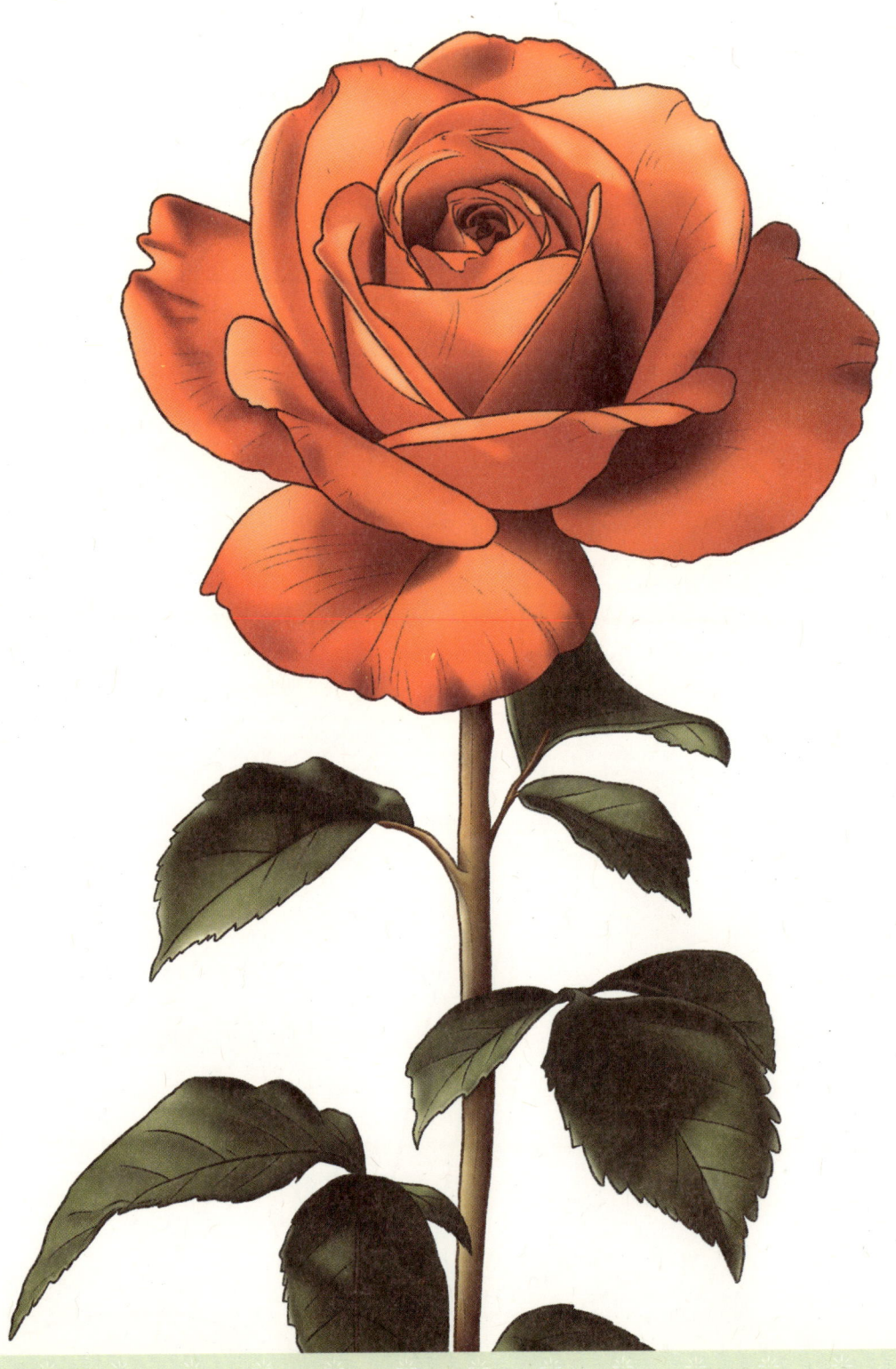

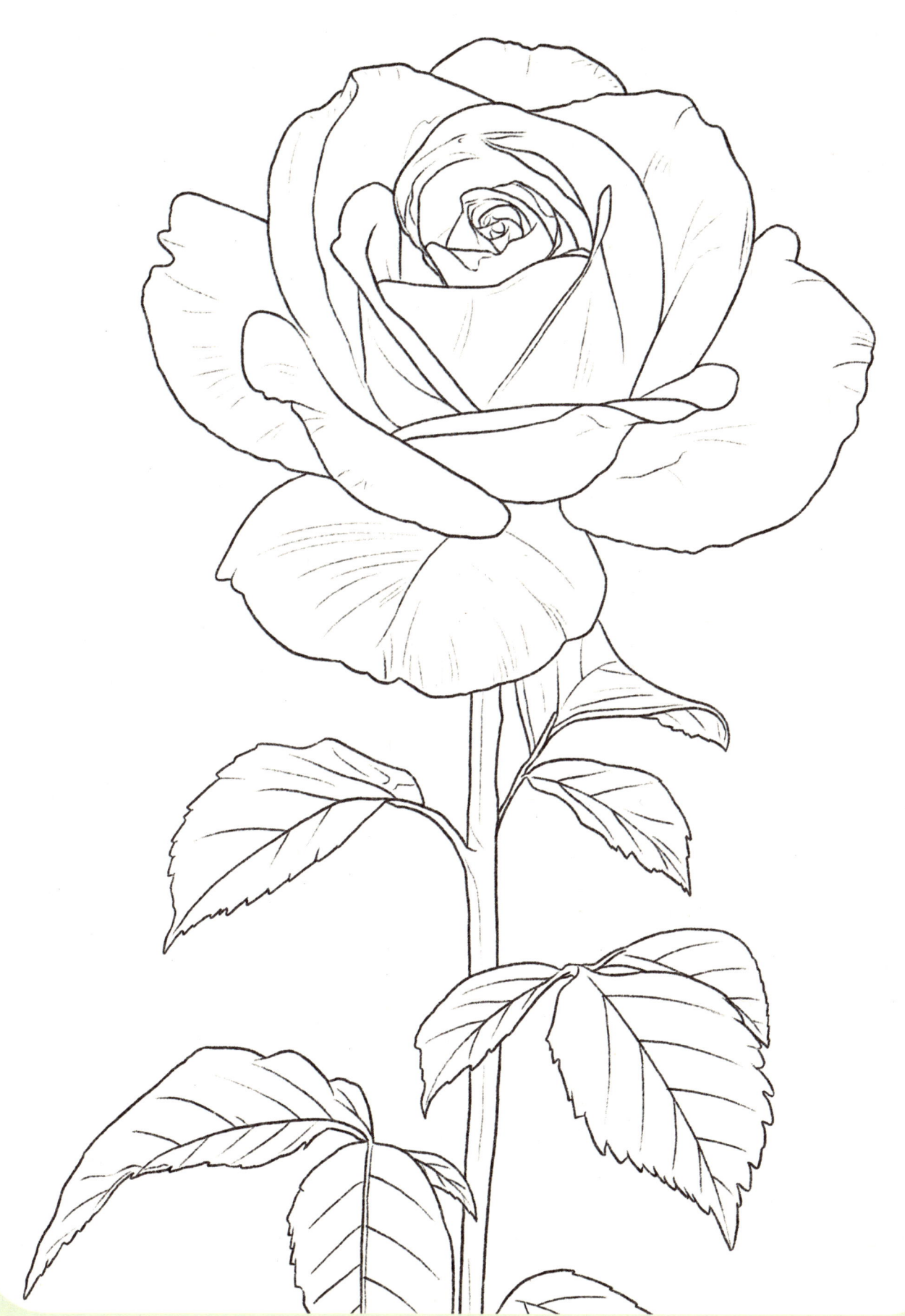

동백꽃

겨울

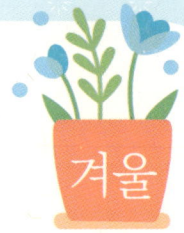

애타는 사랑 / 추위 속에서도 붉게 피어나는 용기의 꽃

- 개화시기 : 12~3월
- 추운 겨울에도 붉은 꽃을 피우며, 꽃이 통째로 떨어지는 특징이 있습니다.

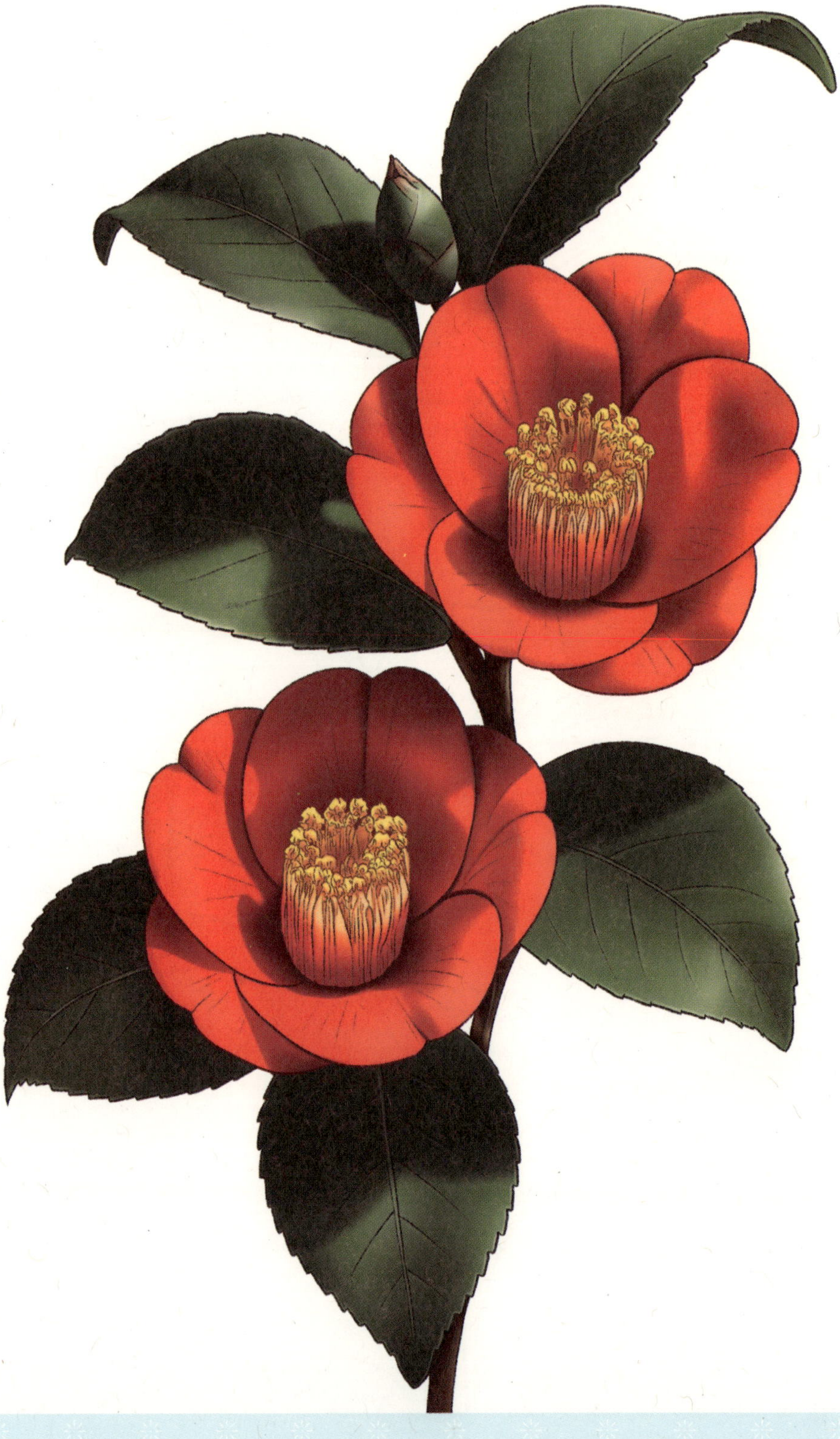

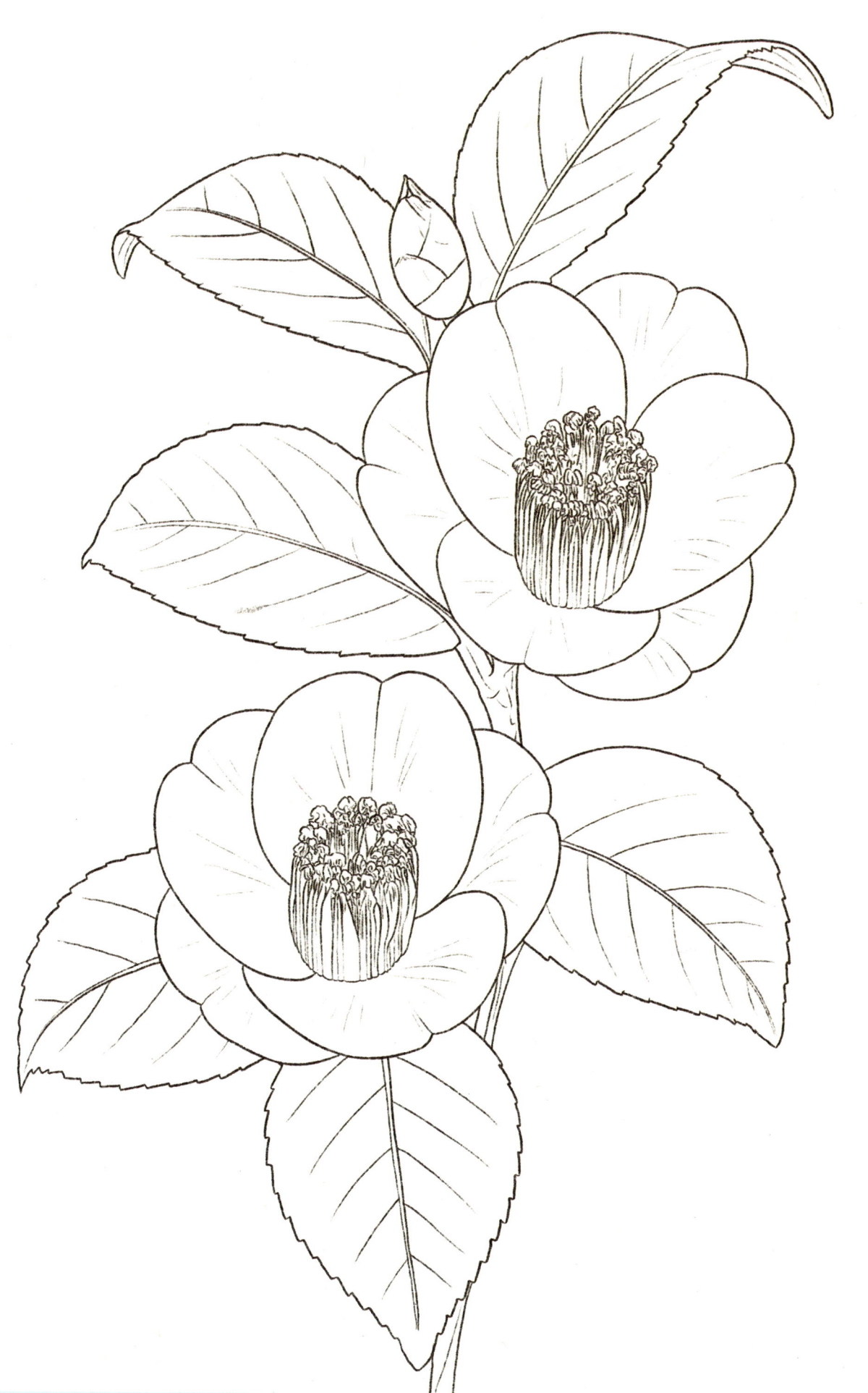

홍매화

고귀한 선비의 정신 / 눈 위에 피어난 희망의 불씨

· 개화시기 : 2~3월
· 사군자 중 하나로 추위를 이기고 가장 먼저 피어나 봄을 알리는 꽃 중 하나입니다.

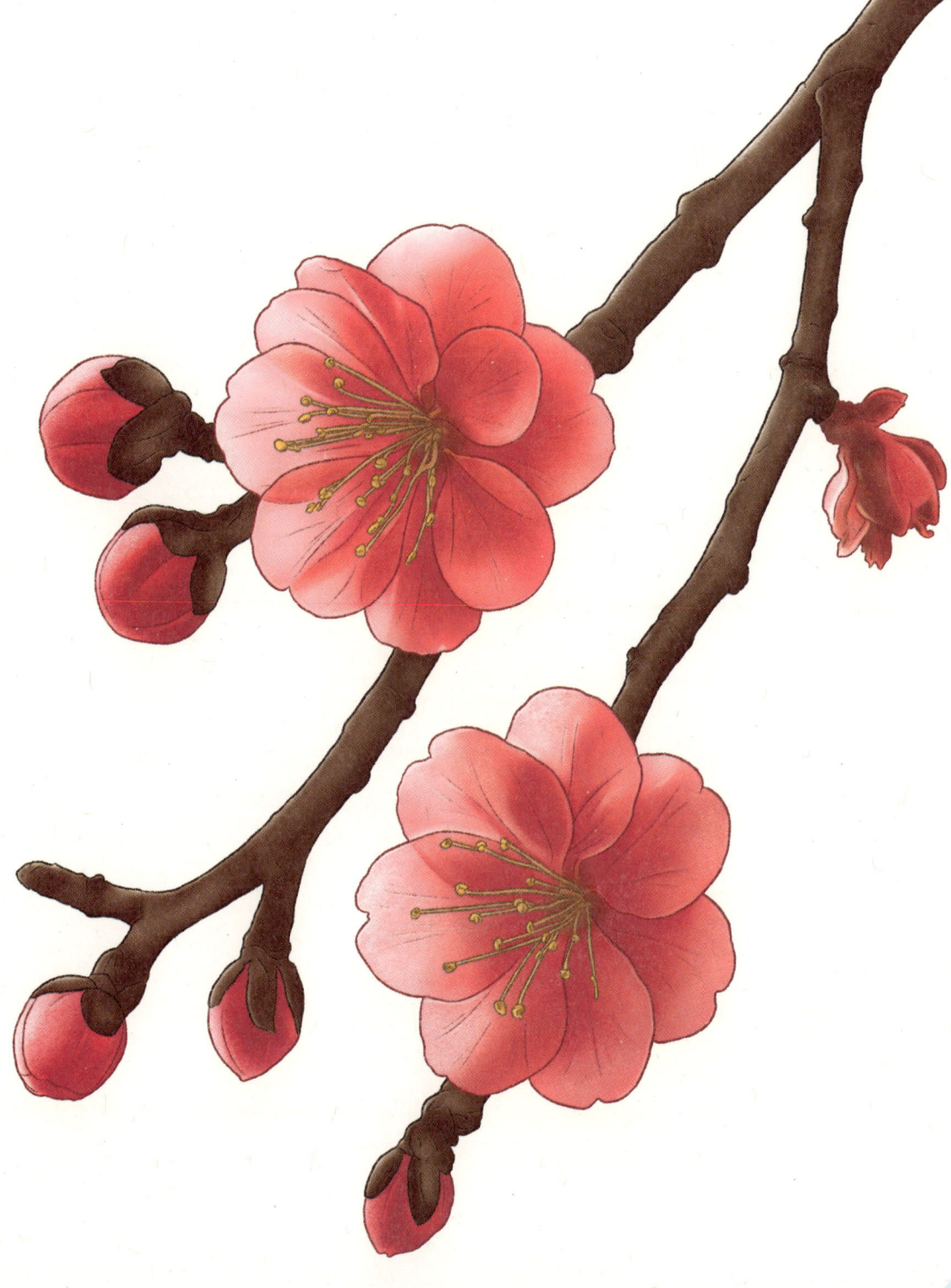

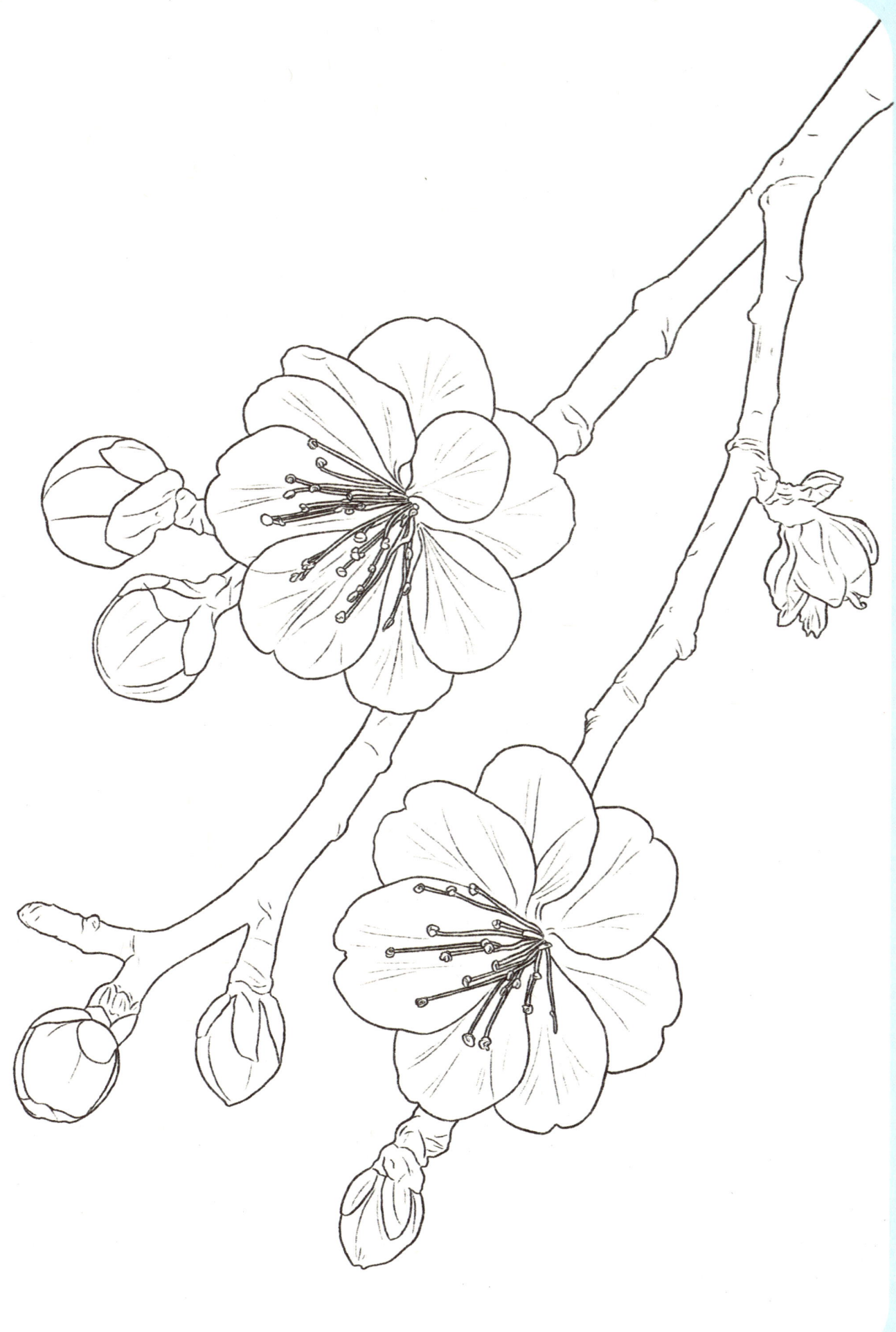

군자란

우아한 기품 / 고결하고 단정한 마음의 꽃

· 개화시기 : 2~3월
· 추위에 약해 실내에서 기르며, 주황색 꽃이 무리지어 피어납니다.

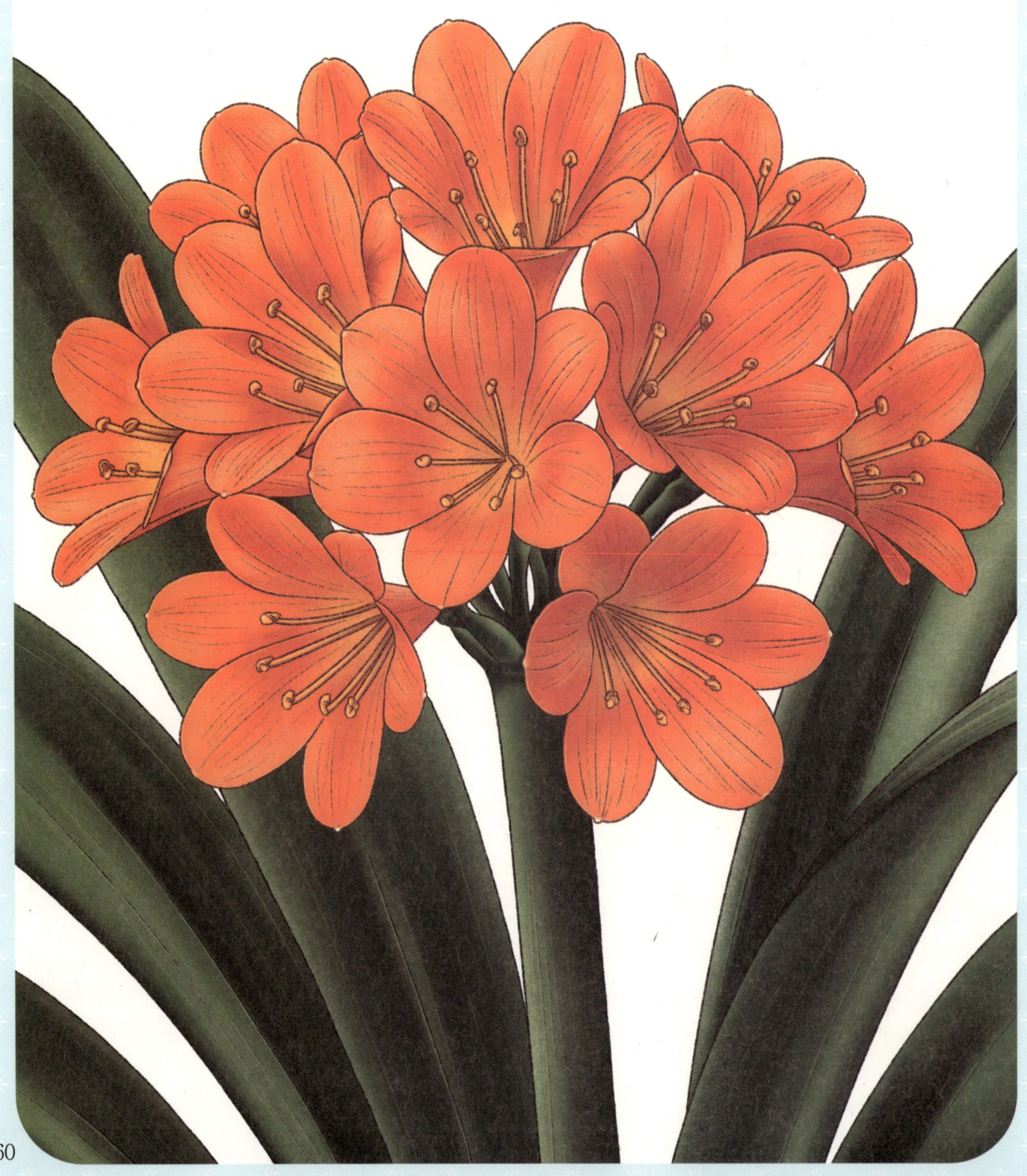

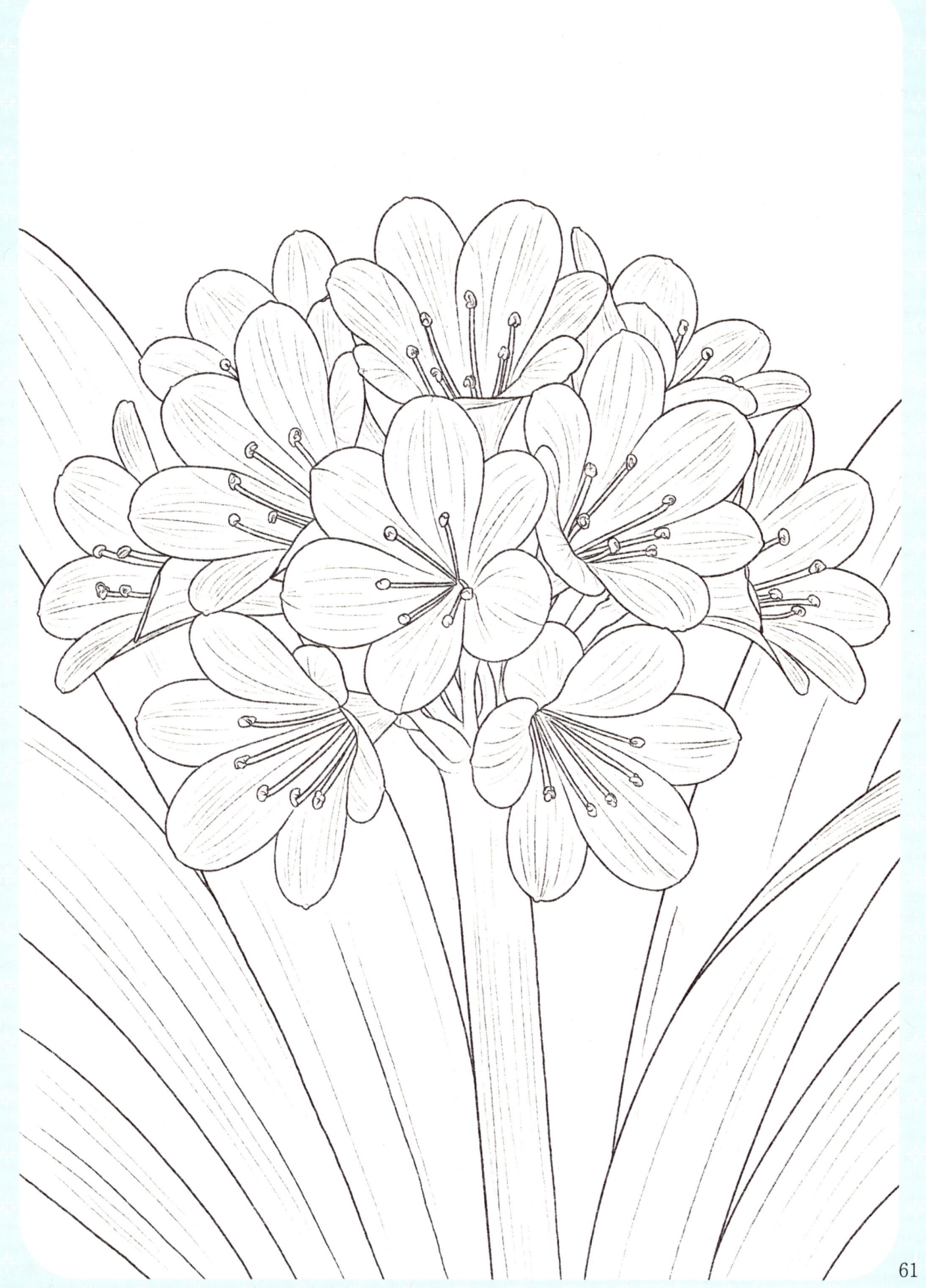

포인세티아

축복, 축하 / 사랑과 축복을 전하는 크리스마스의 꽃

· 개화시기 : 12~2월
· 붉은색의 꽃을 둘러싼 잎이 특징이며, 성탄절 상징식물로 감사와 평화를 의미합니다.

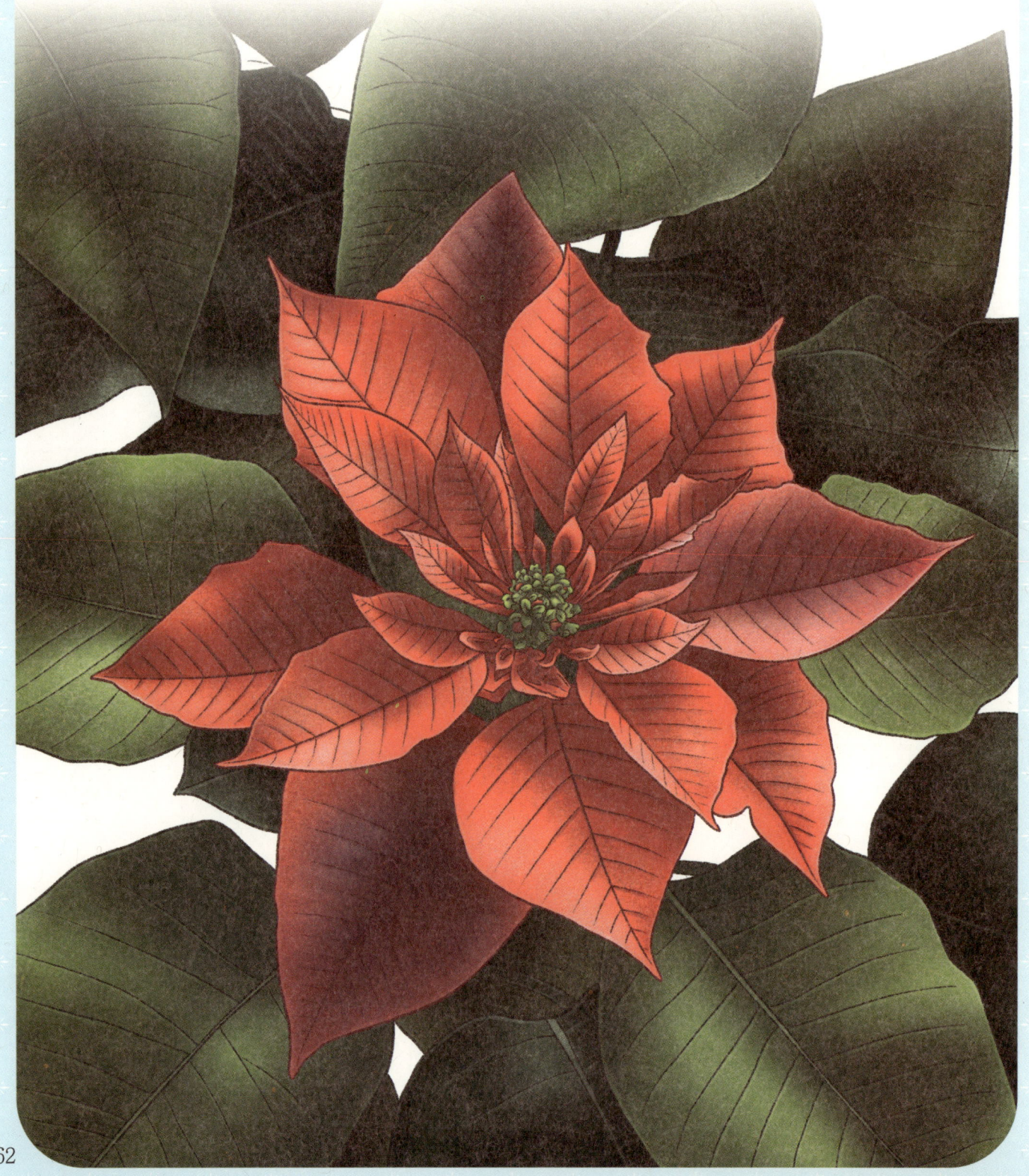

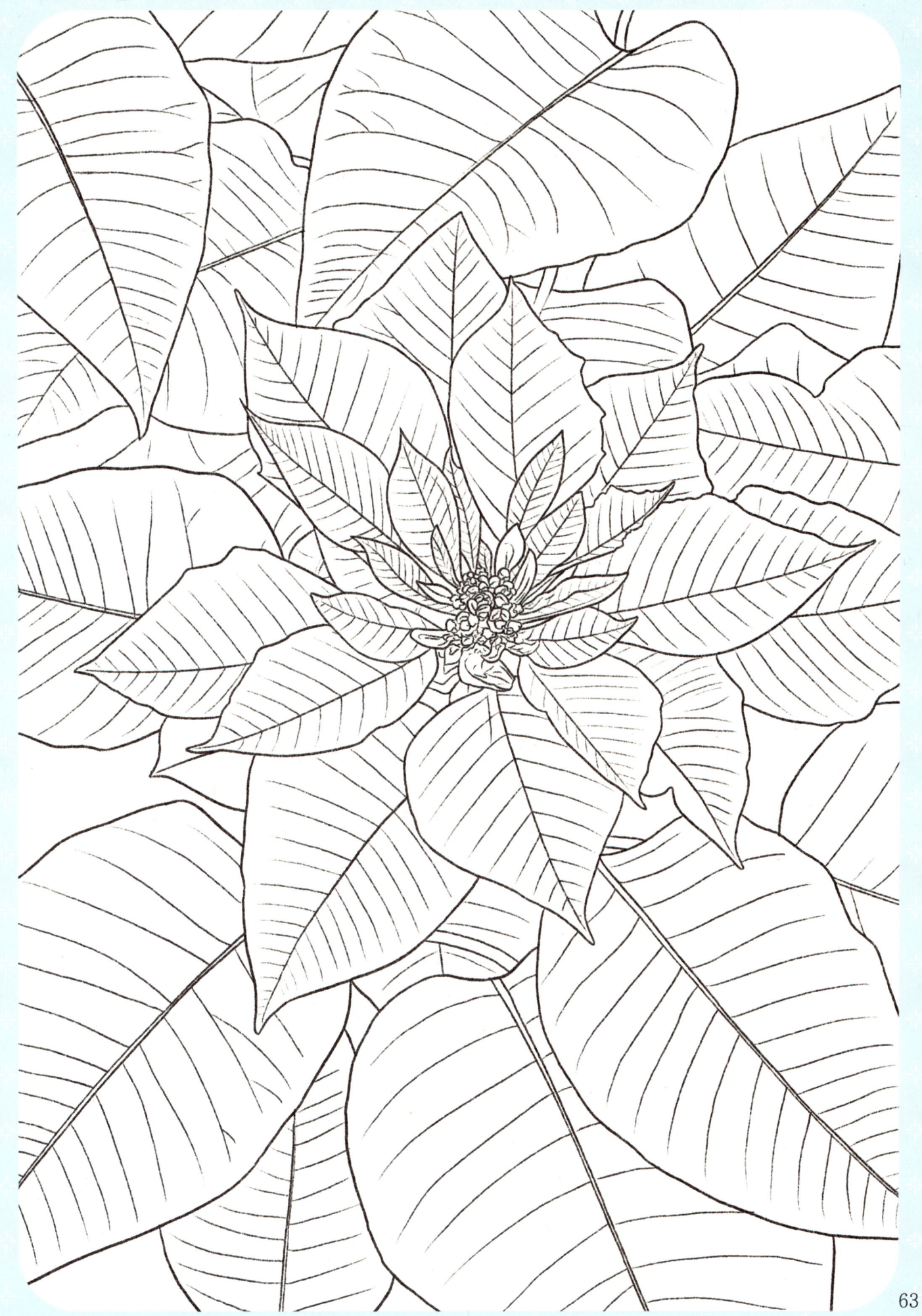

크리스마스 로즈

나를 안심시켜 주세요 / 차가운 겨울 속 희망을 품은 꽃

· 개화시기 : 12~2월
· 눈 속에서 피어나는 강인한 서양의 겨울꽃으로, 위로와 구원의 상징입니다.

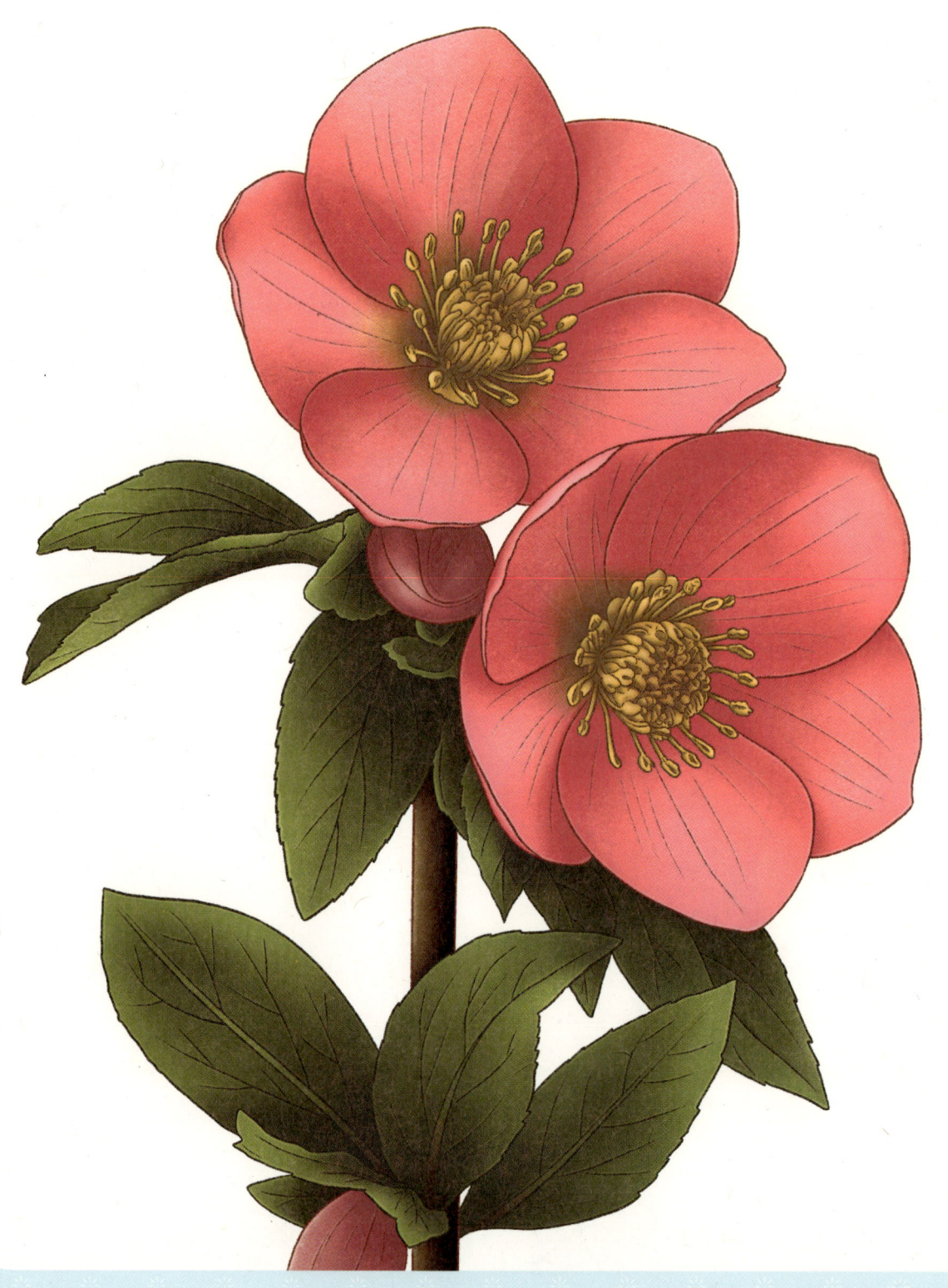

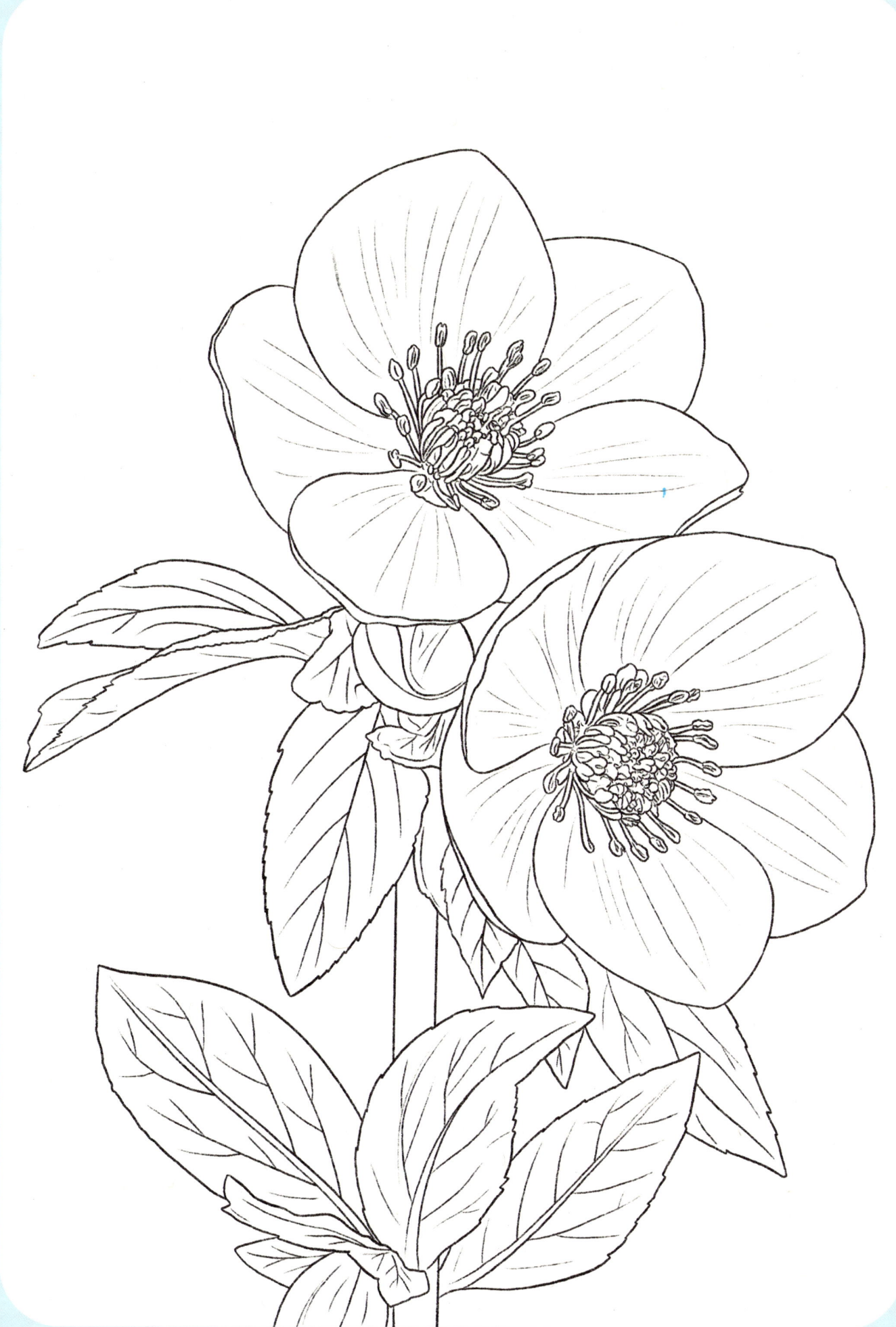

시클라멘

내성적인 아름다움 / 겨울의 창가에 피어난 다정한 위로의 꽃

- 개화시기 : 12~3월
- 꽃잎이 뒤로 젖혀져 나비가 날아오르는 듯한 모습이 특징이며, 실내 관상용 꽃입니다.

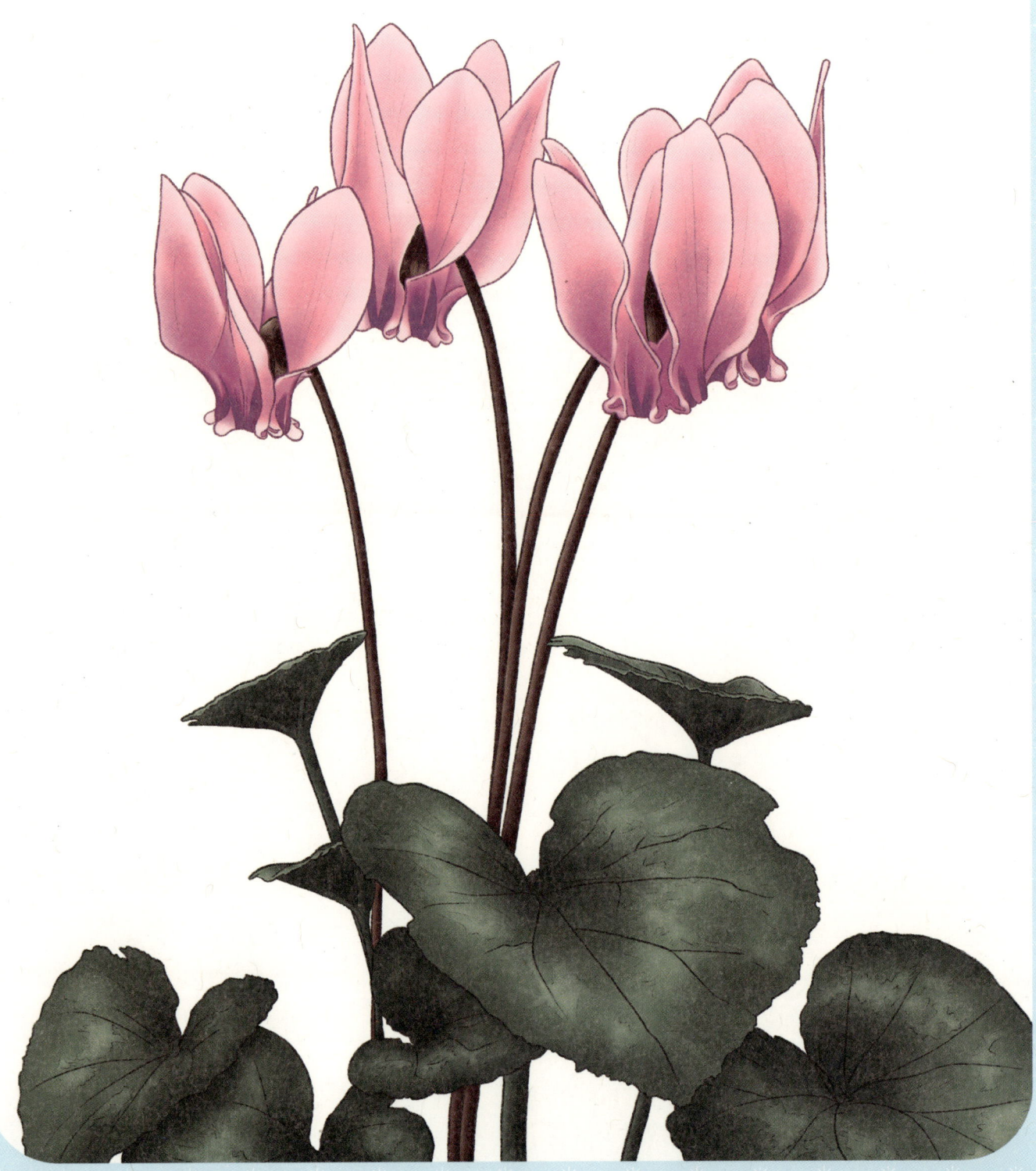

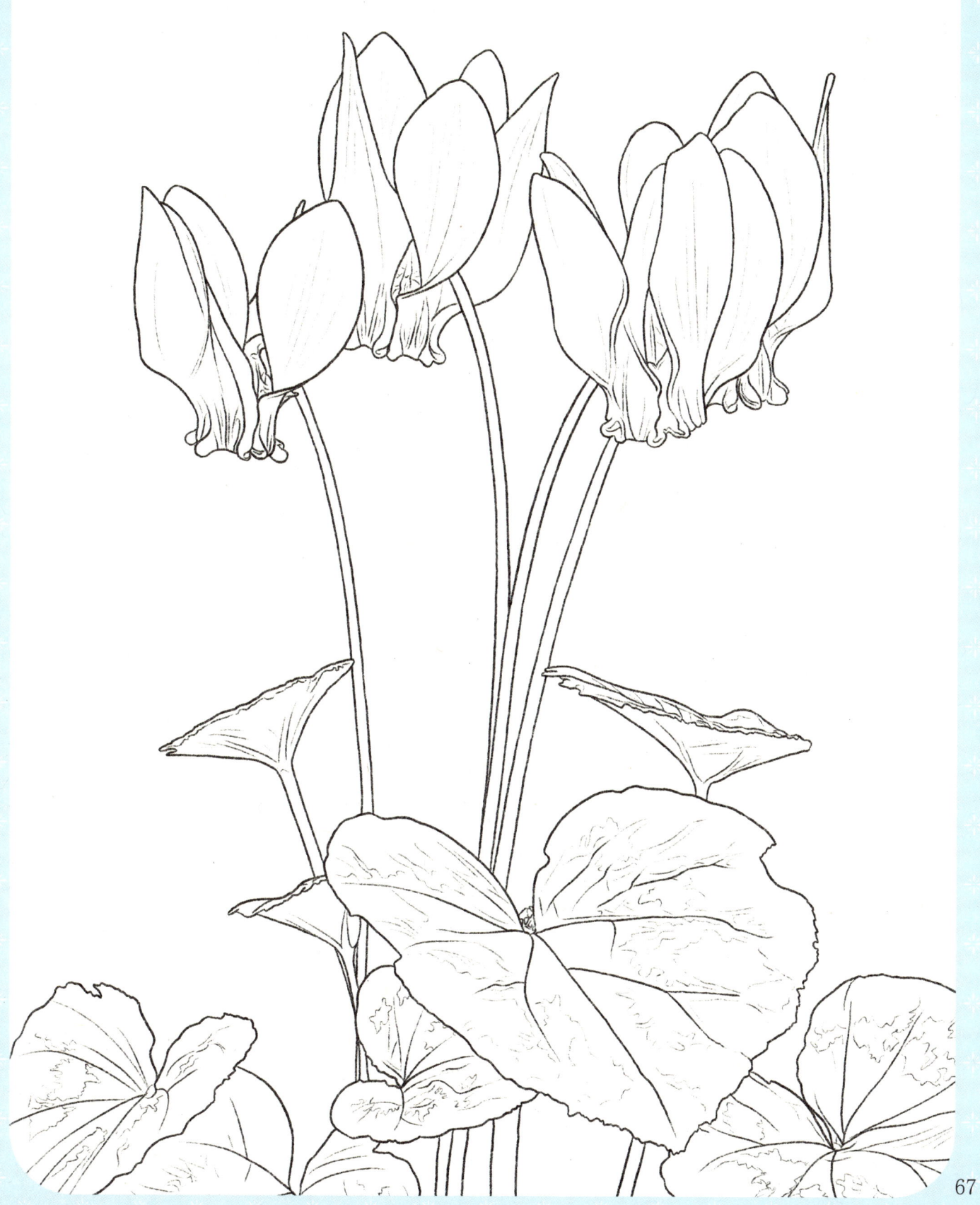

복수초

영원한 행복 / 긴 겨울을 이겨내고 맞이한 새봄의 인사

· 개화시기 : 12~3월
· 눈과 얼음을 뚫고 피는 '설연화'로, 이른 봄을 알리는 희망의 꽃입니다.

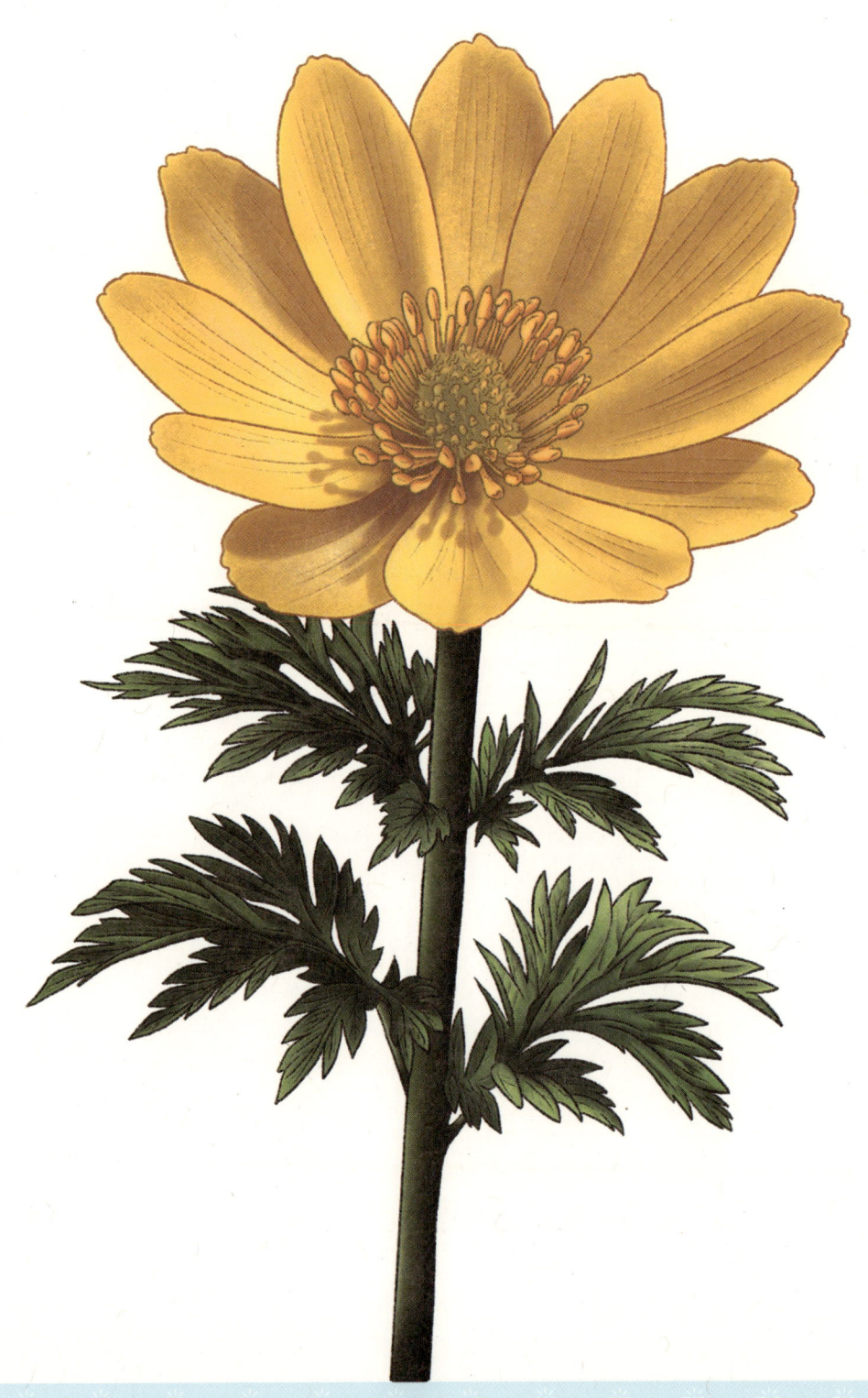

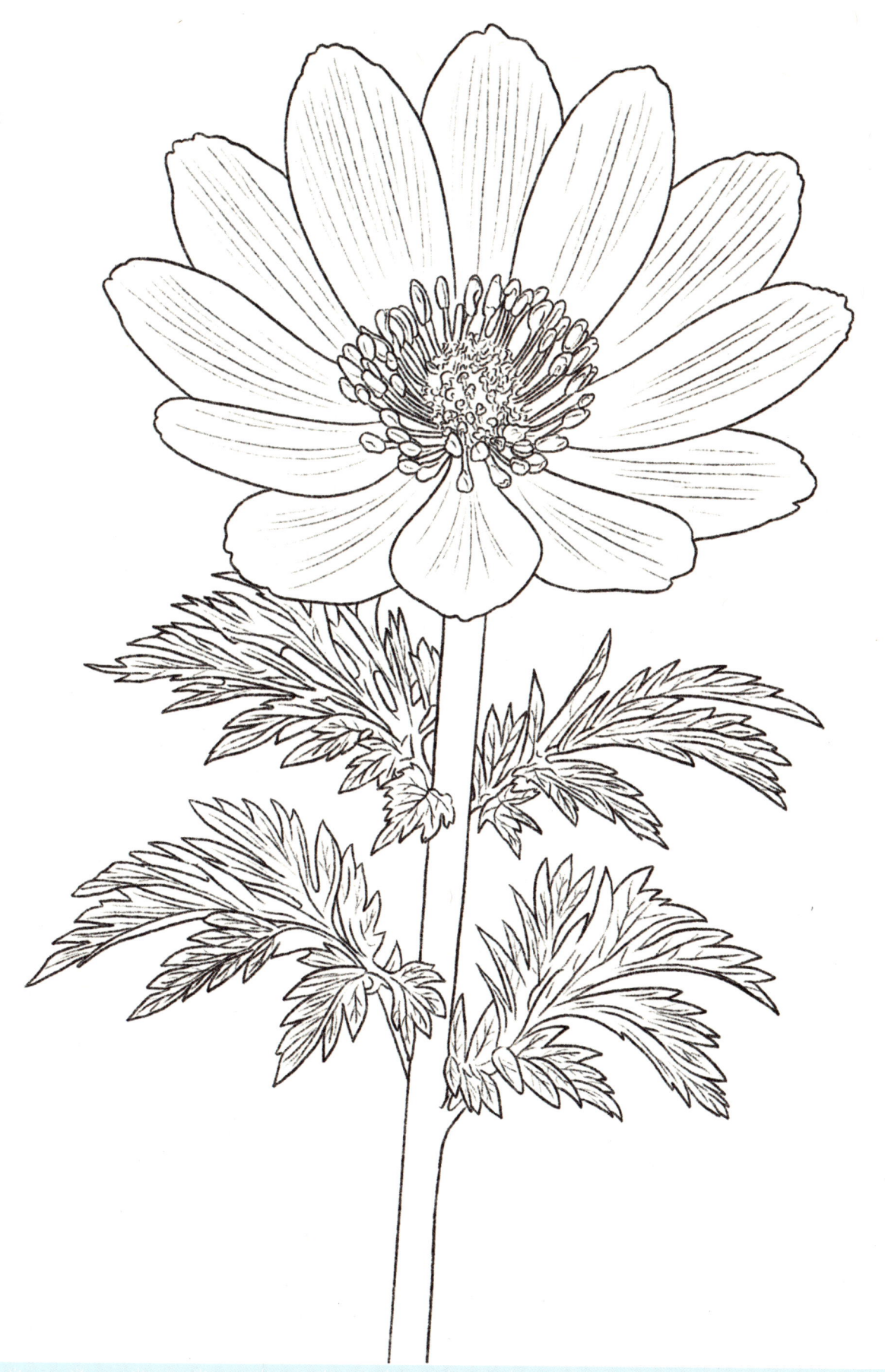

한란

청초한 아름다움 / 겨울의 고요 속 품격을 피워내는 꽃

· 개화시기 : 11~2월
· 추위에 강하고 은은한 향을 풍기는 동양란으로, 고전적인 아름다움을 지닙니다.

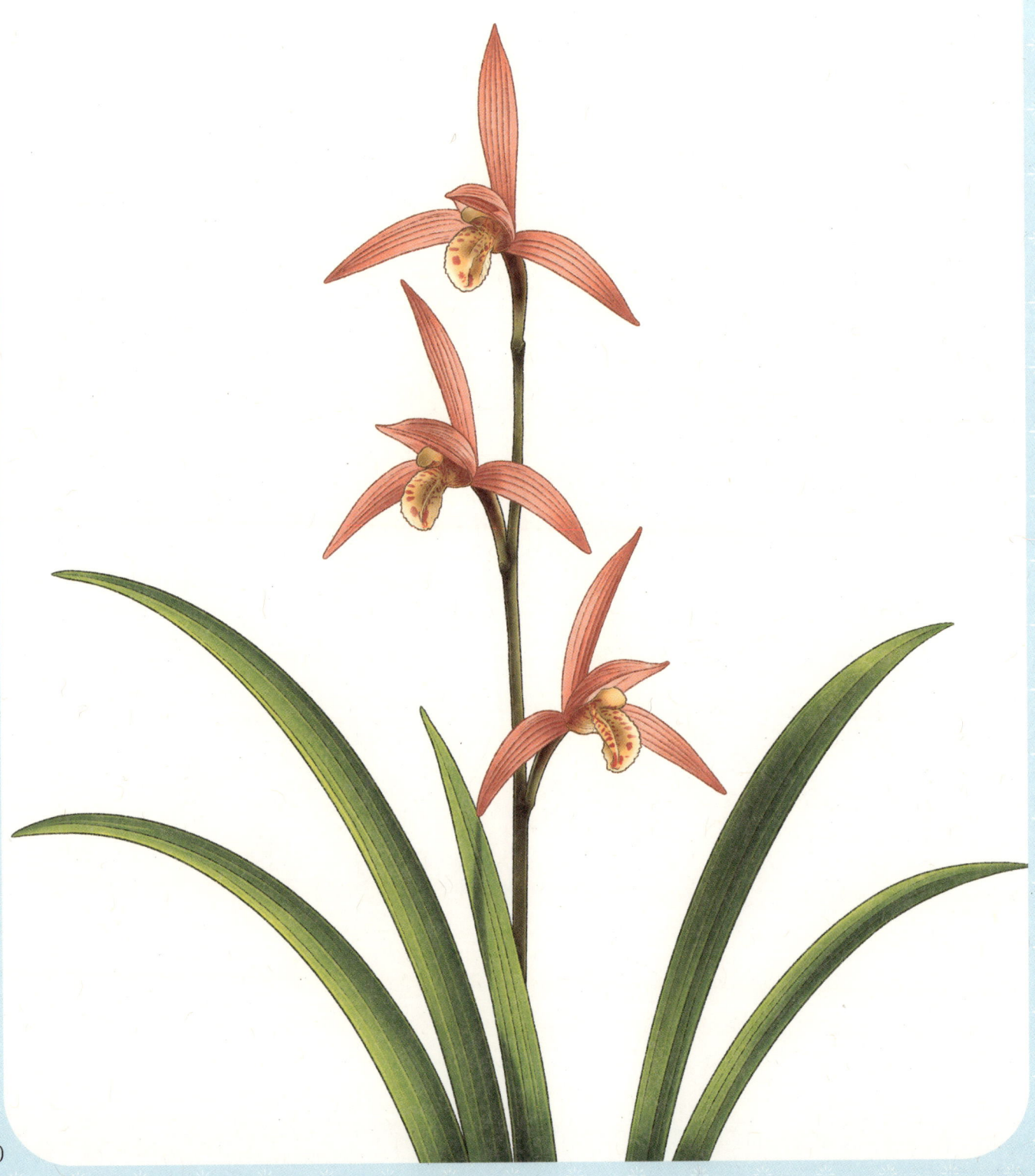

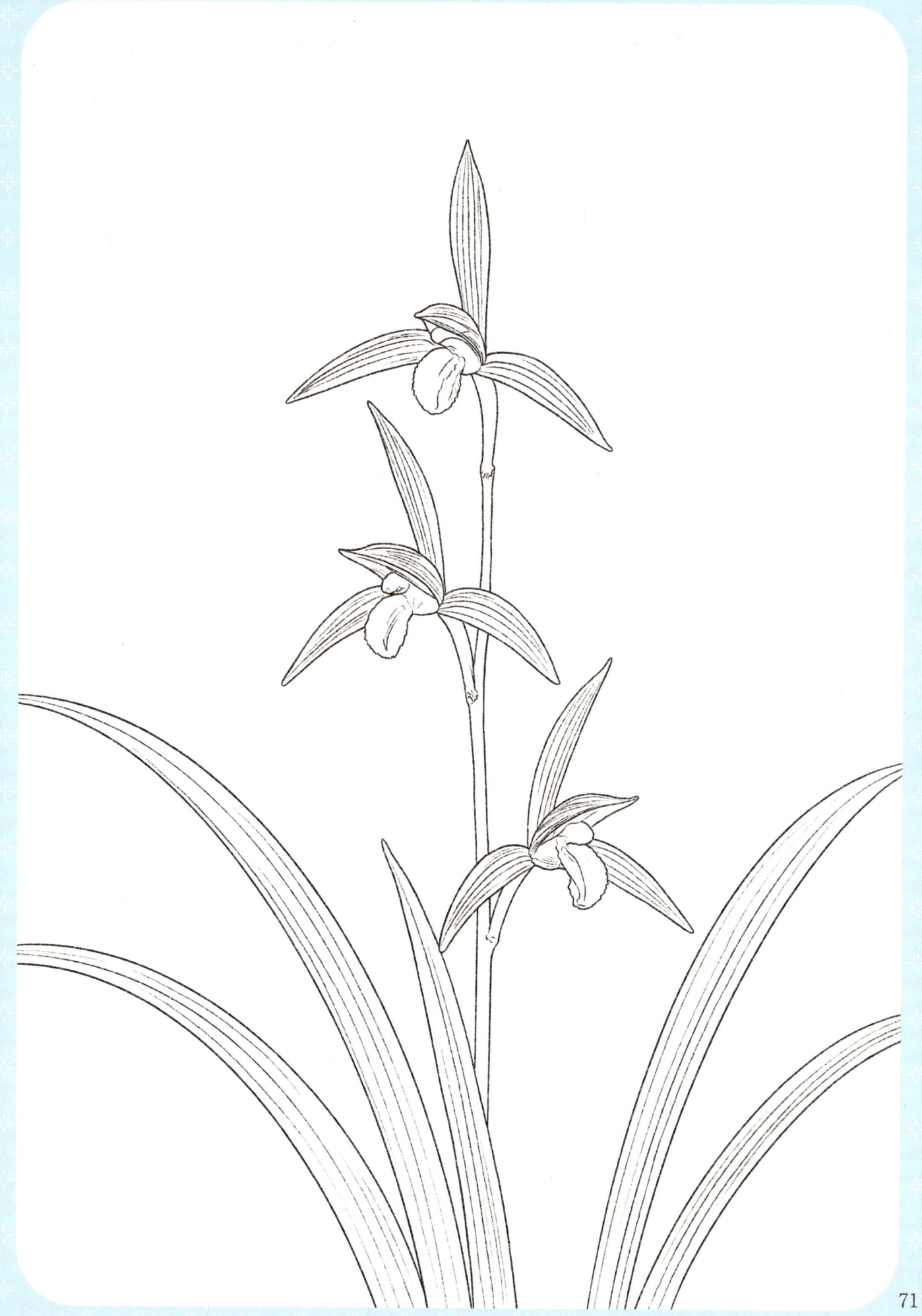

부록

노인 우울 척도 검사(사전용)
노인 우울 척도 검사(사후용)

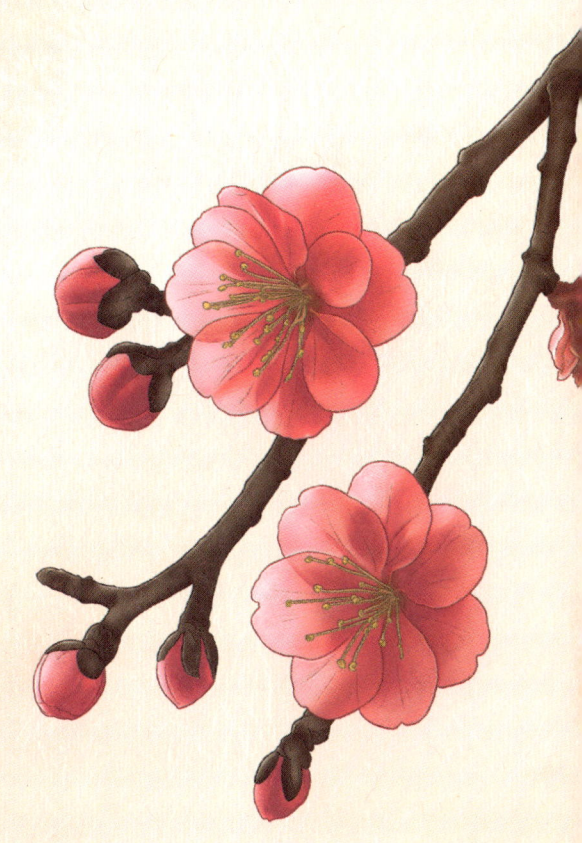

노인 우울 척도 검사 (사전용)
Korean Geriatric Depression Screening Scale: KGDS

* 문장들을 잘 읽고 '예', '아니오'에 동그라미 하세요	예	아니오
1. 쓸데없는 생각들이 자꾸 떠올라 괴롭다.		
2. 아무것도 할 수 없을 것처럼 무기력하게 느낀다.		
3. 안절부절못하고 초조할 때가 자주 있다.		
4. 밖에 나가기보다는 주로 집에 있으려 한다.		
5. 앞날에 대해 걱정할 때가 많다.		
6. 지금 내가 살아있다는 것이 참 기쁘다.		
7. 인생은 즐거운 것이다.		
8. 아침에 기분 좋게 일어난다.		
9. 예전처럼 정신이 맑다.		
10. 건강에 대해서 걱정하는 일이 별로 없다.		
11. 내 판단력은 여전히 좋다.		
12. 내 나이의 다른 사람들 못지않게 건강하다.		
13. 사람들과 잘 어울린다.		
14. 정말 자신이 없다.		
15. 즐겁고 행복하다.		

	예	아니오
16. 내 기억력은 괜찮은 것 같다.		
17. 미쳐버리지나 않을까 걱정된다.		
18. 별일 없이 얼굴이 화끈거리고 진땀이 날 때가 있다.		
19. 농담을 들어도 재미가 없다.		
20. 예전에 좋아하던 일들을 여전히 즐긴다.		
21. 기분이 좋은 편이다.		
22. 앞날에 대해 희망적으로 느낀다.		
23. 사람들이 나를 싫어한다고 느낀다.		
24. 나의 잘못에 대하여 항상 나 자신을 탓한다.		
25. 전보다 화가 나고 짜증이 날 때가 많다.		
26. 전보다 내 모습(용모)이 추해졌다고 생각한다.		
27. 어떤 일을 시작하려면 예전보다 힘이 많이 든다.		
28. 무슨 일을 하든지 곧 피곤해진다.		
29. 요즘 몸무게가 많이 줄었다.		
30. 이성에 대해 여전히 관심이 있다.		

* 회색 문항 : 예 1점 / 노랑 문항 : 아니오 1점 (5쪽 활용법을 참고하세요.)

검사일

점수

노인 우울 척도 검사 (사후용)
Korean Geriatric Depression Screening Scale: KGDS

* 문장들을 잘 읽고 '예', '아니오'에 동그라미 하세요	예	아니오
1. 쓸데없는 생각들이 자꾸 떠올라 괴롭다.		
2. 아무것도 할 수 없을 것처럼 무기력하게 느낀다.		
3. 안절부절못하고 초조할 때가 자주 있다.		
4. 밖에 나가기보다는 주로 집에 있으려 한다.		
5. 앞날에 대해 걱정할 때가 많다.		
6. 지금 내가 살아있다는 것이 참 기쁘다.		
7. 인생은 즐거운 것이다.		
8. 아침에 기분 좋게 일어난다.		
9. 예전처럼 정신이 맑다.		
10. 건강에 대해서 걱정하는 일이 별로 없다.		
11. 내 판단력은 여전히 좋다.		
12. 내 나이의 다른 사람들 못지않게 건강하다.		
13. 사람들과 잘 어울린다.		
14. 정말 자신이 없다.		
15. 즐겁고 행복하다.		

		예	아니오
16.	내 기억력은 괜찮은 것 같다.		
17.	미쳐버리지나 않을까 걱정된다.		
18.	별일 없이 얼굴이 화끈거리고 진땀이 날 때가 있다.		
19.	농담을 들어도 재미가 없다.		
20.	예전에 좋아하던 일들을 여전히 즐긴다.		
21.	기분이 좋은 편이다.		
22.	앞날에 대해 희망적으로 느낀다.		
23.	사람들이 나를 싫어한다고 느낀다.		
24.	나의 잘못에 대하여 항상 나 자신을 탓한다.		
25.	전보다 화가 나고 짜증이 날 때가 많다.		
26.	전보다 내 모습(용모)이 추해졌다고 생각한다.		
27.	어떤 일을 시작하려면 예전보다 힘이 많이 든다.		
28.	무슨 일을 하든지 곧 피곤해진다.		
29.	요즘 몸무게가 많이 줄었다.		
30.	이성에 대해 여전히 관심이 있다.		

* 회색 문항 : 예 1점 / 노랑 문항 : 아니오 1점 (5쪽 활용법을 참고하세요.)

검사일

점수

어르신을 위한 치매 예방법
사계절 꽃 색칠하기

초판 1쇄 인쇄	2025년 11월 15일
초판 1쇄 발행	2025년 11월 20일
지은이	아영
발행처	도서출판 넥스웍
발행인	최근봉
표지디자인	소은디자인
편집디자인	소은디자인
삽화	아영
주소	경기도 고양시 일산동구 장백로20, 102동 905
전화	031)972-9207
팩스	031)972-9208
이메일	cntpchoi@naver.com
등록번호	제2014-000069호

이 도서의 저작권은 도서출판 넥스웍에 있으며
일부 혹은 전체내용을 무단 복사 전재하는 것은 저작권법에 저촉됩니다.
이미지: envato

ISBN: 979-11-88389-67-4

* 값은 표지 뒷면에 표기되어 있습니다.
* 잘못된 책은 구입하신 서점에서 바꾸어 드립니다.